全国中医药行业高等教育"十三五"规划教材　配套教学用书
全国高等中医药院校规划教材（第十版）

易学助考口袋丛书

金匮要略

主　　编　范永升

副 主 编　姜德友　张　琦　刘宏岩
　　　　　马晓峰　贾春华　叶　进

编　　委（以姓氏笔画为序）
　　　　　丁跃玲　王庆胜　卞　华
　　　　　曲道炜　吕翠霞　李云海
　　　　　吴　洁　吴晋英　张　静
　　　　　张建伟　钱俊华　黄菊芳
　　　　　喻　嵘

学术秘书　曹灵勇

U0273467

中国中医药出版社
·北京·

图书在版编目（CIP）数据

金匮要略/范永升主编.—2版.—北京：中国中医药出版社，2018.1

（易学助考口袋丛书）

ISBN 978 - 7 - 5132 - 4477 - 0

Ⅰ.①金…　Ⅱ.①金…　Ⅲ.①《金匮要略》- 中医学院 - 教材

Ⅳ.①R222.3

中国版本图书馆 CIP 数据核字（2017）第 247079 号

中国中医药出版社出版

北京市朝阳区北三环东路 28 号易亨大厦 16 层

邮政编码　100013

传真　010 - 64405750

廊坊市晶艺印务有限公司印刷

各地新华书店经销

开本 787 × 1092　1/32　印张 7.75　字数 161 千字

2018 年 1 月第 2 版　2018 年 1 月第 1 次印刷

书号　ISBN 978 - 7 - 5132 - 4477 - 0

定价　25.00 元

网址　www. cptcm. com

社 长 热 线　010 - 64405720

购 书 热 线　010 - 89535836

维 权 打 假　010 - 64405753

微信服务号　zgzyycbs

微商城网址　https://kdt. im/LIdUGr

官 方 微 博　http://e. weibo. com/cptcm

天猫旗舰店网址　https://zgzyycbs. tmall. com

如有印装质量问题请与本社出版部联系（010 - 64405510）

前　言

2003年，"新世纪全国高等中医药院校规划教材"全面启用之际，针对中医药院校学生在专业学习中普遍反映的课本内容多、抓不住重点、理解记忆困难等问题，中国中医药出版社策划了"易学助考口袋丛书"，包括中医基础、中医临床、西医基础、西医临床及中药专业在内的主干课程配套用书共27种。该套丛书自出版以来，帮助中医药院校在校学生掌握相关课程的学习要点，提高学习效率，从容应对各种考试，深受大家的喜爱，并多次重印。

随着全国中医药行业高等教育规划教材的历次改版，教学内容屡有调整。该套丛书虽需求不断，但有必要与时俱进，以更好地与新版规划教材匹配。基于此，我们特别邀请全国中医药行业高等教育"十三五"规划教材、全国高等中医药院校规划教材（第十版）的编委会专家，紧扣新版教材内容和教学大纲，对"易学助考口袋丛书"进行修订，将每门课程中需要掌握的要点、重点、难点等核心内容重新提炼、浓缩，提纲挈领，方便学生学习和记忆，以期继续为广大同学复习应考保驾护航。

中国中医药出版社

2017年9月

编写说明

　　本分册根据与全国中医药行业高等教育"十三五"规划教材《金匮要略》配套的大纲，摘取了大纲要求熟悉与掌握的相关原文（因篇幅所限，了解级别的原文没有录入，而仅分析归纳了其内容），按照其不同的要求层次，对原文进行了详略不同的分析。部分条文根据需要尚设有"词解""难点"两栏。"难点"一栏主要讨论的是相似方证的鉴别、特殊方药的运用等。在本书的最后尚附有要掌握的条文及方剂方歌的汇总。汇总原文，是为了方便学生背诵原文。因各院校课时设置不一，要求背诵的条文有所出入，故列出了要求掌握的全部条文。关于方歌的来源出处，分为两部分，被《方剂学》收入的方剂录用了《方剂学》的方歌，以便于对前期课程的复习，其余的方剂都是抄录自陈修园的《金匮方歌括》《长沙方歌括》。

　　作为此套"易学助考口袋丛书"的一个分册，与本丛书的编写宗旨相一致，在关于其所遵循的大纲、原文内容的解释标准等方面皆与上述教材相匹配。唯痰饮病篇关于支饮的证治，按照四饮是根据饮邪所停的部位而划分的原则，将饮停于胃肠的方证尽皆归属在狭义痰饮之下，如"心下有支饮"的泽泻汤、小半夏汤，这些方证教材也认为其饮邪所停之部位乃在于胃。又在黄疸病证治中，教材虽认为茵陈蒿汤证、栀子大黄汤证、大黄硝石汤证及茵陈五苓散证皆属湿热黄疸，却将其分别归在谷疸、酒疸与黄疸三类之下，为便学习与归纳，本书对此二病的证治进行了如上所述的调整。

由于本书主要针对教材的重点难点，以及常见的考点，其内容不求全面，若存在错误与不足之处，敬请批评指正，以便再版时修订提高。

《金匮要略》编委会

2017 年 9 月

目 录

绪　论

★了解《金匮要略》的书名涵义、作者、性质、沿革

★★熟悉《金匮要略》的基本内容、编写体例

★★★掌握《金匮要略》主要学术成就及其基本论点

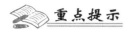 **重点提示**

书名涵义★

《金匮要略》是《金匮要略方论》一书的简称。"金匮"即"以金为柜（櫃）"，"匮"是"柜（櫃）"的古字。作为专有名词，指藏放古代帝王的圣训和实录之处。用作书名，提示该文献之重要。"要略"指重要的韬略，"略者，大要也"。一说指该书属节略本。"方论"乃有方有论，以方言治，以论言理。

《金匮要略》的作者、性质、沿革★

作者——东汉·张机（字仲景）

性质——《金匮要略》是我国现存最早的一部论述诊治杂病的专书

沿革
┌ 成书——东汉末年，张仲景著《伤寒杂病论》16卷，其杂病部分共6卷的内容即今之《金匮要略》

散佚——书成不久即因战乱而散佚。后虽有西晋王叔和的搜集整理，但后人仅见到其中的伤寒部分

发现——北宋仁宗时，翰林学士王洙发现《金匮玉函要略方》一书。此书是《伤寒杂病论》的节略本

└ 整理——北宋神宗时，国家组织林亿等人对该书进行校对删节等调整，取书名《金匮要略方论》，简称为《金匮要略》

基本内容★★

全书共 25 篇，首篇是总论，第 2 ~ 17 篇论述内科病，第 18 篇论述外科病，第 20 ~ 22 篇论述妇产科病，而第 19 篇则把不便归类的几种病证合为一篇讨论。最后 3 篇为杂疗方和食物禁忌。原书前 22 篇共论述疾病 40 多种，方 205 首（其中 4 首只列方名，未载药物）。

编写体例★★

前 22 篇中除首篇属总论性质外，余 21 篇皆以病分篇，按病论述。包括以一病独立成篇及数病合篇两种情况。

主要学术成就及其基本论点★★★

1. 建立以病为纲、病证结合、辨证论治的杂病诊疗体系

"病"指有特定病因、发病形式、病机、发展规律和转归的过程；"证"指疾病某一阶段的病因、病位、病性和邪正关系的病理概括。

这种以病为纲、病证结合、辨证论治的诊疗体系体现在其以病分篇的编写体例，每篇冠以"病脉证治"的篇名，以及条文按病因病机、证候症状、治法方药的论述方式诸多方面。

这种诊疗体系的基本论点包括：

（1）辨证核心——以整体观念为指导思想、脏腑经络为理论依据，论述疾病的发生、发展变化及诊断、预防、治疗。

（2）据脉论理——根据脉象以诊断疾病、推测病因、确定病位、阐述病机、指导治疗、判断预后。

（3）辨证论治——运用四诊八纲辨清证候，针对证候进行施治是原著诊治疾病的基本原则。突出体现在同病异治、异病同治方面。

（4）扶正祛邪——扶正重视脾肾；祛邪注重因势利导和"随其所得而攻之"。

（5）标本缓急——急则治其标，缓则治其本。

（6）治未病——包括根据疾病的传变规律，预先采取措施，以防止疾病的传变，阻止病位的扩大蔓延；及对疾病应进行及时治疗，把疾病及时控制在初期阶段等方面。

2. 创制应用广泛、配伍严谨、疗效显著的治疗杂病经方

（1）载方 205 首，应用广泛：基本涵盖方剂学分类中的 18 类

（2）组方严谨精练，化裁灵活
{
药味精炼，配伍严紧
重视配伍，协同取效
寒热相佐，相反相成
据证用药，加减灵活
讲究用量，随证而变
}

（3）重视药物专用与药物炮制煎煮方法

脏腑经络先后病脉证第一

★ 了解本篇为全书总纲及篇名含义

★ 了解病因及病机特点、四诊要领

★★ 熟悉病因致病的三种途径

★★★ 掌握发病基本原理与相应预防方法、治未病等治病法则

重点提示

篇名含义★

人体是有机整体，脏腑经络之间关系密切，若发生病变可互相影响，"先后"二字提示需注意脏腑经络先后病的传变规律。同时脏腑经络病变，必然反映于脉症，故据其脉症，可推断脏腑病变及其预后转归。本篇在全书中具有纲领性的意义。

发病与预防★★★

1. 原文

夫人禀五常[1]，因风气[2]而生长。风气虽能生万物，亦能害万物，如水能浮舟，亦能覆舟。若五脏元真[3]通畅，人即安和。客气邪风[4]，中[5]人多死。千般疢难[6]，不越三条：一者，经络受邪，入脏腑，为内所因也；二者，四肢九窍，血脉相传，壅塞不通，为外皮肤所中也；三者，房室、金刃、虫兽所伤，以此详之，病由都尽。

若人能养慎[7]，不令邪风干忤[8]经络，适中经络，未流传脏腑，即医治之；四肢才觉重滞，即导引[9]、吐纳[10]、针灸、膏摩[11]，勿令九窍闭塞；更能无犯王法[12]、禽兽灾伤；房室勿令竭乏，服食[13]节其冷、热、苦、酸、辛、甘，不遗形体有衰，病则无由入其腠理。（2）

2. 词解

[1] 五常：即五行。

[2] 风气：指自然界气候。

[3] 元真：指元气或真气。

[4] 客气邪风：泛指外来致病因素。

［5］中：侵犯。实词活用，用如动词。

［6］疢（chèn）难：即疾病。

［7］养慎：养正气，慎邪气。

［8］干忤：侵犯。

［9］导引：指自我按摩。

［10］吐纳：调整呼吸的一种养生方法。

［11］膏摩：用药膏熨摩外治的方法。

［12］王法：即国家法令。"无犯王法"有劝戒免受刑伤之意。

［13］服食：专有名词，指服食丹药，系道家的养生之法。

3. 精析

（1）发病原理——从"天人合一"整体观出发，认为疾病主要是外感致病因素所致，同时强调人体正气对外邪的抵御作用

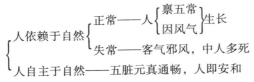

（2）病因致病的三种途径

经络受邪，入脏腑——为内

四肢九窍，血脉相传，壅塞不通——为外 } { 传变途径 发病部位

房室、金刃、虫兽所伤——为第三类——部分病因

（3）预防——以不遗形体又衰，病则无由入其腠理为目的

$$未病先防\begin{cases}内养正气\begin{cases}节制房事，勿令竭乏\\注意饮食有节，避免偏嗜\end{cases}\\外慎邪气：避免邪风、虫兽、外伤等致病因素\end{cases}$$

既病早治——适中经络，未流传脏腑，即医治之。四肢才觉
重滞，即导引、吐纳、针灸、膏摩，勿令九窍
闭塞

病因病机 ★

1. 精析

（1）气候反常，变为外感病因

$$常见反\\常气候\begin{cases}未至而至——未得甲子，天因温和\\至而不至——以得甲子，天未温和\\至而不去——以得甲子，天大寒不解\\至而太过——以得甲子，天温如盛夏五六月时\end{cases}$$

（2）外感病邪性质特点

$$五邪中人，\\各有法度\begin{cases}清邪居上，雾伤于上，雾伤皮腠\\浊邪居下，湿伤于下，湿流关节\\大邪中表，风中于前，风令脉浮\\小邪中里，寒中于暮，寒令脉急\\䅽饪之邪，从口入者，宿食也；食伤脾胃\end{cases}$$

极寒伤经，极热伤络

（3）厥阳病机（有阳无阴）——阳盛阴竭，阴不敛阳，
阳气上逆

2. 难点

"风中于前，寒中于暮"，"极寒伤经，极热伤络"的说
法不可拘泥。

四诊要领★

1. 精析（表1）

表1　四诊要领

诊法			诊断例示
望诊	望面色	望鼻	鼻头色青，腹中痛，苦冷者，死
			鼻头色微黑者，有水气
		望面	色黄者，胸上有寒；色黄者便难
			色白者，亡血也，设微赤非时者，死
			色青为痛
			色黑为劳
			色赤为风
			色鲜明者，有留饮
			其目正圆者，痓，不治
	望呼吸		吸促：病在上焦，难治
			吸远[1]：病在下焦，难治
		吸而微数[2]	实证：其病在中焦，当下之即愈
			虚证：不治
			呼吸动摇振振者，不治
闻诊			语声寂然，喜惊呼者，骨节间病
			语声喑喑然不彻者，心膈间病
			语声啾啾然细而长者，头中病

续表

诊法	诊断例示
切诊	脉浮者在前，其病在表
	浮者在后，其病在里，腰痛背强不能行，必短气而极也
四诊合参	息摇肩者，心中坚
	息引胸中上气者，咳
	息张口短气者，肺痿唾沫
	脉象气色与四时气候不协调，病

〔1〕吸远：吸气深长困难。

〔2〕吸而微数：吸气短促不利。

2. 难点

四诊各自都能反映部分病情，然而也各有其局限性，故临证时需四诊合参，方能提高辨证的准确性。

治则★★★

（一）治未病原则、虚证实证治则

1. 原文

问曰：上工[1]治未病[2]，何也？师曰：夫治未病者，见肝之病，知肝传脾，当先实脾[3]。四季脾王[4]不受邪，即勿补之。中工不晓相传，见肝之病，不解实脾，惟治肝也。

夫肝之病，补用酸，助用焦苦，益用甘味之药调之……肝虚则用此法，实则不在用之。

经曰：虚虚实实（校勘为"无虚虚，无实实"），补不

足，损有余，是其义也。余脏准此。（1）

2. 词解

[1] 上工：高明的医生。

[2] 治未病：此指治疗未病的脏腑。

[3] 实脾：即调补脾脏之意。

[4] 四季脾王："王"通"旺"。以四季配五脏，脾气旺于各季季末之十八日。这里可理解为平素脾气健旺之意。

3. 精析

（1）治未病（以肝病为例说明其含义、内容与方法）

见肝之病——知肝传脾（肝病易波及于脾）

当先实脾（在脾病出现之先，治疗时即照顾到脾）

实脾条件：四季脾旺不受邪，即勿补之

（2）虚实异治（举肝病为例）

肝虚证 { 补用酸 助用焦苦 益用甘味之药 } 补不足

肝实证——损有余

（二）表里同病治则

1. 原文

问曰：病有急当救里救表者，何谓也？师曰：病，医下之，续得下利清谷不止，身体疼痛者，急当救里；后身体疼痛，清便自调[1]者，急当救表也。（14）

2. 词解

[1] 清便自调：指大便正常。

3. 精析

$$
病（指表病）\begin{cases} 误下等使脾阳大衰 \\ （下利清谷不止） \\ 表证未解（身体疼痛） \end{cases} \begin{cases} 表里同病 \\ 以里虚为急 \end{cases} \begin{array}{l} ——先治其里 \\ 后治其表 \end{array}
$$

4. 难点

表里同病时其治法有三：先治其表、先治其里及表里同治，选用这些治法的原则是急者先治。因多数情况下是表病为急，故先表后里的方法是表里同病时的常用治法。

（三）新旧同病治则

1. 原文

夫病痼疾[1]，加以卒病[2]，当先治其卒病，后乃治其痼疾也。（15）

2. 词解

[1] 痼疾：难治的慢性久病。

[2] 卒病：突然发生的新病。

3. 精析

$$
\left.\begin{array}{l} 痼疾 \\ + \\ 卒病 \end{array}\right\} 新旧同病 \begin{cases} 病势缓,传变慢,变化少 —— 治可缓 \\ 起病急,传变快,变化多 —— 治宜急 \end{cases}
$$

4. 难点

新旧同病时一般先治新病，但在新病与旧病相互影响的情况下，治新病又须照顾旧病。

（四）审因论治原则

1. 原文

夫诸病在脏，欲攻之，当随其所得[1]而攻之。如渴者，与猪苓汤。余皆仿此。（17）

2. 词解

[1] 所得：所合、所依附的意思。

3. 解析

审因论治

4. 难点

寒热等无形邪气在里日久，往往与痰饮、宿食等有形邪气相结，治疗应攻逐有形邪气为主。

痉湿暍病脉证治第二

★ 了解痉湿暍三病合篇的意义

★★ 熟悉痉病、暍病的概念、病因、病机及证治

★★★ 掌握湿病的基本治法及证治

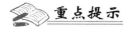 **重点提示**

概念★★

痉病以项背强急、口噤不开，甚至角弓反张为特征，而《金匮要略》本篇所论痉病主要指外寒风寒，经脉拘急不舒的疾患，与温病热盛伤津及内伤引起的痉厥不同。痉病病在筋脉。

本篇讨论的湿病指外感湿邪在表兼风夹寒的病证。以恶寒、发热等表证，以及身重、骨节疼烦等湿邪阻滞经气运行证为主要表现。湿病邪在肌表关节。

暍即伤暑。本篇讨论的暍病，主要指感受暑邪引起的病证。包括夏季以发热、身体疼重为主症的暑湿在表证和以壮热、烦渴、汗多、恶寒为主症的暑在阳明、耗气伤津证。

痉湿暍三病合篇的意义★

三病都由外感诱发，起病多有太阳表证，与伤寒相似，故合为一篇讨论。

一、痉病

太阳痉病病因病机及证治（表2）★★

1. 原文

太阳病，发热无汗，反恶寒者（校勘为"恶寒"），名曰刚痉。（1）

太阳病，发热汗出，而不恶寒（校勘为"恶寒"），名曰柔痉。（2）

太阳病，发汗太多，因致痉。（4）

夫风病[1]，下之则痉，复发汗，必拘急。（5）

疮家[2]虽身疼痛，不可发汗，汗出则痉。（6）

病者身热足寒，颈项强急，恶寒，时头热，面赤目赤，独头动摇，卒口噤[3]，背反张[4]者，痉病也。（7）

夫痉脉，按之紧如弦，直上下[5]行。（9）

太阳病，其证备，身体强，几几然[6]脉反沉迟，此为痉，栝楼桂枝汤主之。（11）

太阳病，无汗而小便反少，气上冲胸，口噤不得语，欲作刚痉，葛根汤主之。（12）

2. 词解

[1] 风病：指太阳中风证。

[2] 疮家：指久患疮疡或金刃创伤不愈的病人。

[3] 口噤：指牙关紧闭。

[4] 背反张：即指角弓反张，背部筋脉拘急。

[5] 上下：指关脉上下，即自寸至尺脉之谓。

[6] 几（shū）几然：本指小鸟羽毛未盛，伸颈欲飞复不能飞的样子，此处用指痉病病人身体强直，不能俯仰自如貌。

3. 精析（表2）

表2　刚痉与柔痉的比较

	刚痉	柔痉
主症	风寒在表——发热恶寒	
	经脉拘急——颈项强急、口噤，甚则角弓反张	
	无汗	有汗
主脉	寸关尺三部皆紧弦有力	
病因	津液不足，风寒客袭，太阳经脉拘急不舒	
病机	以寒邪为主	以风邪为主

续表

	刚痉	柔痉
治法	发汗解表，升津舒筋	发汗解表，生津舒筋
用方	葛根汤	栝楼桂枝汤
药物	葛根、麻黄、桂枝、芍药、甘草、生姜、大枣	栝楼根、桂枝、芍药、甘草、生姜、大枣

4. 难点

原文第 7 条所述不全是太阳痉病，而是邪已渐欲化热入里之证。

阳明痉病病因病机及证治★★

1. 原文

痉为病，胸满，口噤，卧不着席[1]，脚挛急，必齘齿[2]，可与大承气汤。（13）

2. 词解

[1] 卧不着席：即角弓反张

[2] 齘（xiè）齿：上下齿相磨切磋有声。

3. 精析

病机——邪传阳明，热盛动风

症状 $\begin{cases} 胸满，口噤，卧不着席 \\ 脚挛急，齘齿 \end{cases}$ ——热盛动风

治法——通腑泄热，急下存阴

用方——大承气汤

二、湿病

基本治法★★★

（一）汗法

1. 原文

风湿相搏，一身尽疼痛，法当汗出而解，值天阴雨不止，医云此可发汗。汗之病不愈者，何也？盖发其汗，汗大出者，但风气去，湿气在，是故不愈也。若治风湿者，发其汗，但微微似欲出汗者，风湿俱去也。（18）

2. 精析

治法："发其汗，但微微似欲出汗"法（一般认为即指药后保持持续小汗出的方法）。

理由：①湿邪在表，故应治以汗法；②湿为阴邪，其性濡滞，难以速去，故微发汗以使风湿俱去。

（二）利小便法

1. 原文

太阳病，关节疼痛而烦，脉沉而细者，此名湿痹。湿痹之候，小便不利，大便反快，但当利其小便。（14）

2. 精析

湿 ┌ 太阳病，关节疼痛而烦——湿邪在表——（微发其汗）
痹 └ 脉沉而细，大便反快（指大便稀溏），小便不利
　　　　——湿邪在里——利小便

3. 难点

因为《金匮要略》所讨论的湿病是以湿邪在表为主，故发汗的方法是其主要的治法，利小便的方法是内湿的治法。

证治★★★

（一）寒湿在表

1. 原文

湿家身烦疼，可与麻黄加术汤发其汗为宜，慎不可以火攻之。（20）

2. 精析

病机——寒湿在表

症状——身烦疼（痛势剧烈）——寒湿邪气阻滞经气运行

治法——微发其汗，发散寒湿

用方——麻黄加术汤

治禁——不可用火法劫汗

3. 难点

湿病的证型是由在表湿邪与其他不同的病邪兼夹构成的。本方证的特点是与寒邪兼夹。学者认为，麻黄加术汤中麻黄得术，可使麻黄不致过汗；术得麻黄，能行表里之湿（汉代术尚未有苍、白之分，一般认为，这里用的应该是苍术）。

（二）风湿在表

1. 原文

病者一身尽疼，发热，日晡所[1]剧者，名风湿。此病伤于汗出当风，或久伤取冷所致也，可与麻黄杏仁薏苡甘草汤。（21）

2. 词解

[1] 日晡所："日晡"指天干地支记时法的申时（为下午 3～5 点），"所"指约数。即申时，指下午 3～5 时，也有

认为是傍晚左右。

3. 精析

病因——可由汗出当风，亦可由经常贪凉饮冷，使湿邪
    外侵而得

病机——风湿在表，行将化热

症状 {
 一身尽疼（指痛位游走，是风的特点）——风湿在表
 发热，日晡前后加剧——多认为日晡为阳明所主，
        再以药测证，俱说明病有
        化热之势
}

治法——轻清宣化，解表祛湿

用方——麻杏苡甘汤

（三）风湿在表，卫表气虚

1. 原文

风湿，脉浮，身重，汗出恶风者，防己黄芪汤主之。
(22)

2. 精析

病机——风湿在表，卫表气虚

症状 {
 脉浮，身重——风湿在表
 汗出恶风——卫表气虚
}

治法——除风湿，固卫气

用方——防己黄芪汤

3. 难点

防己黄芪汤治表虚风湿，麻黄加术汤治表实寒湿，表虚
主以黄芪，表实主以麻黄，两方恰好相对。

（四）风（寒）湿在表，卫表阳虚

1. 原文

伤寒八九日，风湿相搏，身体疼烦，不能自转侧，不呕不渴，脉浮虚而涩者，桂枝附子汤主之；若大便坚，小便自利者，去桂加白术汤主之。（23）

2. 精析

（1）桂枝附子汤证

病机——风（寒）湿在表，卫表阳虚

症状 { 身体疼烦，不能自转侧，脉浮而涩——风（寒）湿在表
脉虚无力（并以药测证）——卫表阳虚

治法——温经助阳，祛风胜湿

用方——桂枝附子汤

鉴别——不呕不渴——邪未传里、邪未化热

（2）白术附子汤证

病机——湿邪在表，卫表阳虚

经桂枝附子汤治疗后，在表之风（寒）病邪应有所去，根据"汗大出者，但风气去，湿气在"之说，此时主要为湿邪留存。

治法——温经助阳，祛风胜湿

用方——白术附子汤

桂枝附子汤温经散寒有余，除湿之力不够，为防继续强力发散使湿气未除而正气益损之虞，故于上方中去桂枝，减余药用量，增祛湿之白术（苍术）。

3. 难点

（1）"大便坚，小便自利"，是本病14条"小便不利，

大便反快"的否定之语，言其里气调和，说明服本方后病情并未有传里的变化。

（2）关于白术附子汤的主治，历来注家看法不一。教材所述是现阶段能采取的较好的说法。

（3）仲景用附子的规律为温经止痛多炮用，回阳救逆多生用。

（五）风湿在表，表里阳虚

1. 原文

风湿相搏，骨节疼烦掣痛，不得屈伸，近之则痛剧，汗出短气，小便不利，恶风不欲去衣，或身微肿者，甘草附子汤主之。（24）

2. 精析

病机——风（寒）湿在表，表里阳虚

症状 { 骨节疼烦掣痛，不得屈伸，近之则痛剧——风（寒）湿在表
汗出，恶风不欲去衣——表阳不足
短气，小便不利，身微肿——里阳不足 }

治法——温阳补中，祛风除湿

用方——甘草附子汤

三、暍病

病因病机及证治 ★★

（一）伤暑热盛

1. 原文

太阳中热者，暍是也。汗出恶寒，身热而渴，白虎加人参汤主之。（26）

2. 精析

病机——阳明热盛，耗气伤津

症状 {
身体壮热——暑入阳明，暑性炎热
大量汗出——里热熏蒸，逼津外泄
口渴引饮——暑热伤津
恶寒——暑邪耗气
}

治法——清泄暑热，益气生津

用方——白虎加人参汤

3. 难点

本病证在清代之前一直混称于暑病范畴，清代开始独立为"暑温"之病。后世认为暑温与湿温二者均多发于夏季，均与暑邪有关，但却是两种不同的病证。暑温以初起即见壮热、烦渴、汗多、脉洪大等气分热盛为特点，有明显的耗气伤津现象，而夹湿之象则不显著；暑湿的特点是初起以寒热、身痛等邪郁卫表的证候为主，并可邪郁少阳，或湿固中焦，或弥漫三焦等，以脘痞、呕恶、苔腻等为特点，而伤津耗气现象则不典型。暑温与中暑的区别在于中暑以突然昏倒、不醒人事，或突然烦躁神昏为主要表现，与暑温病之暑入心营证相似，但起病多较暑温急骤，经积极处理预后较好；而暑温病的暑入心营则是由气分深入所致，治疗困难。

（二）伤暑湿盛

1. 原文

太阳中暍，身热疼重，而脉微弱，此以夏月伤冷水，水行皮中所致也。一物瓜蒂汤主之。

2. 精析

病因——"夏月伤冷水，水行皮中"而外感暑湿

病机——暑湿在表

症状 $\begin{cases} 太阳中暍，身热疼重——暑湿在表 \\ 脉微弱——中阳被遏 \end{cases}$

治法——涌吐祛邪

用方——一物瓜蒂汤

3. 难点

本病证后世多划入暑湿病的范畴。暑湿是感受暑湿病邪引起，以暑热见症突出，兼具湿邪郁阻证候为特点的一种急性外感热病。

目前临床上用瓜蒂汤治疗伤暑较为少见。《医宗金鉴》认为此时当用大顺散或香薷饮似更妥当。

百合狐蟚阴阳毒病脉证治第三

★ 了解百合、狐蟚、阴阳毒三病的概念及合篇的意义

★★ 熟悉阴阳毒病的临床表现及其证治

★★★ 掌握百合病、狐蟚病的病因病机和辨证论治

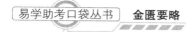 **重点提示**

概念★

百合病是由心肺阴虚内热，百脉俱受其累所致的，以精神恍惚不定、口苦、小便赤、脉微数为临床特征的疾病。其中精神恍惚不定指饮食、睡眠、情绪、精神、体力等一系列的不佳状态；口苦、小便赤、脉微数是原文中的症状，提示心肺阴虚有热病机，指上述的系列不佳状态为心肺阴虚内热所致。

狐惑病是以咽喉及前后二阴的溃疡为主症和特征的一种疾病，多由于感受湿热虫毒所致。其中侵蚀咽喉者为惑，侵蚀前后二阴者为狐。

阴阳毒病是阴毒病与阳毒病的总称，都以发斑、咽喉痛为主症。其中阳毒病见症明显，而阴毒病见症隐晦。

合篇的意义★

三病的临床表现多有变幻无常的神志方面症状，故合为一篇讨论。

一、百合病

病因病机及证治★★★

1. 原文

论曰：百合病者，百脉一宗[1]，悉致其病也。意欲食复不能食，常默默，欲卧不能卧，欲行不能行，饮食或有美时，或有不用闻食臭时，如寒无寒，如热无热，口苦，小便赤，诸药不能治，得药则剧吐利，如有神灵者，身形如和，其脉

微数。（1）

百合病，不经吐、下、发汗，病形如初者，百合地黄汤主之。（5）

2. 词解

[1] 宗：本也。

3. 精析

概念——百合病者，百脉一宗，悉致其病也

病机——心肺阴虚内热，百脉俱受其累

　　　百脉——泛指全身血脉　　　　　　悉致其病
　　　一宗——宗于心肺

症状

意欲食复不能食，饮食或有美时，或有
　　不用闻食臭时
常默默
欲卧不能卧，欲行不能行
如寒无寒，如热无热
诸药不能治，得药则剧吐利，如有神灵
身形如和
口苦，小便赤，脉微数——阴虚内热
百合病不经吐、下、发汗——未被误治，病情未变

百脉失和
（心神不安，
饮食行为
失调）

治则——润养心肺，滋阴清热

方药——百合地黄汤

二、狐蝥病

病因病机及证治 ★★★

1. 原文

狐蝥之为病，状如伤寒，默默欲眠，目不得闭，卧起不

安，蚀于喉为惑，蚀于阴为狐，不欲饮食，恶闻食臭，其面目乍赤、乍黑、乍白[1]。蚀于上部则声喝[2]。甘草泻心汤主之。（10）

蚀于下部则咽干，苦参汤洗之。（11）

蚀于肛者，雄黄熏之。（12）

2. 词解

[1] 乍赤、乍黑、乍白：多认为指病人面部和眼睛颜色一会儿变红，一会儿变黑，一会儿变白，变幻不定。乍，忽然。

[2] 声喝（yè）：声音嘶哑。

3. 精析

症状 ┬ 主症 ┬ 蚀于喉为惑（口腔、咽喉蚀烂）
　　　│　　 └ 蚀于阴为狐（前后二阴蚀烂）
　　　├ 次症 ┬ 蚀于上部则声喝（声音嘶哑）
　　　│　　 └ 面目乍赤、乍黑、乍白
　　　└ 一般症状 ┬ 状如伤寒，默默欲眠，目不得闭
　　　　　　　　 └ 卧起不安，不欲饮食，恶闻食臭

病机——湿热内蕴，虫毒内扰

治法——清热化湿，和中解毒

用方 ┬ 内服——甘草泻心汤
　　　└ 外治 ┬ 前阴蚀烂——苦参汤外洗
　　　　　　 └ 后阴蚀烂——雄黄熏

★★★ 狐惑酿脓证治

1. 原文

病者脉数，无热，微烦，默默但欲卧，汗出，初得之三、四日，目赤如鸠眼；七、八日，目四眦黑。若能食者，脓已

成也，赤豆当归散主之。（13）

2. 精析

$$症状\begin{cases}早期——目赤如鸠眼 \\ 中后期——两眼内外眦黯黑 \\ 脉数，微烦，默默但欲卧——里有郁热 \\ 无热，汗出——热在血分\end{cases}\begin{cases}蓄热不解，湿毒 \\ 不化，酿痈成脓\end{cases}$$

病机——湿热虫毒，酿痈成脓

治法——清热利湿，行瘀排脓

用方——赤小豆当归散

三、阴阳毒病

临床表现和证治★★

1. 原文

阳毒之为病，面赤斑斑如锦纹，咽喉痛，唾脓血。五日可治，七日不可治，升麻鳖甲汤主之。（14）

阴毒之为病，面目青，身痛如被杖，咽喉痛。五日可治，七日不可治，升麻鳖甲汤去雄黄、蜀椒主之。（15）

2. 精析

（1）阳毒

病机——感染疫毒，侵犯血分，热毒壅盛

$$症状\begin{cases}面赤斑斑如锦纹——热毒外现 \\ 咽喉痛——灼伤咽喉 \\ 吐脓血——热盛肉腐\end{cases}$$

治法——清热解毒，活血散瘀

用方——升麻鳖甲汤

（2）阴毒

病机——感染疫毒，侵犯血分，瘀血凝滞

症状 $\begin{cases} 面色青，身痛如被杖——瘀血阻滞 \\ 咽喉痛——疫毒壅结 \end{cases}$

治法——解毒散瘀

用方——升麻鳖甲汤去雄黄、蜀椒

疟病脉证并治第四

★ 了解疟病的概念、主脉

★★ 熟悉温疟的证治

★★★ 掌握疟母及牝疟的证治

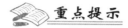 **重点提示**

概念★

疟病是指感受疟邪所致，以往来寒热、发作有时为特征的病证。

脉象★

疟病主脉——弦——病在半表半里，归属少阳

疟母证治★★★

1. 原文

病疟，以月一日发，当以十五日愈；设不差，当月尽解。如其不差，当如何？师曰：此结为癥瘕，名曰疟母[1]，急治之，宜鳖甲煎丸。(2)

2. 词解

[1] 疟母：指疟久不愈，邪气与痰血结成癥块，居于胁下的病证。

3. 精析

病机——疟久不愈，邪结痰血

治法——攻补兼施，除痰消癥，祛邪为主

{ 祛邪——除痰、祛瘀、截疟(调寒热)
  扶正——补气养血

温疟证治★★

1. 原文

温疟者，其脉如平，身无寒但热，骨节疼烦，时呕，白虎加桂枝汤主之。(4)

2. 精析

病机——里热炽盛，表有寒邪

脉症 {
脉如平（弦数）——主疟病
身无寒但热，时呕——里热炽盛
骨节疼烦——表有寒邪
}

治法——清里热，解表寒

用方——白虎加桂枝汤

牝疟证治★★★

1. 原文

疟多寒者，名曰牝疟[1]，蜀漆散主之。（5）

2. 词解

[1] 牝疟：指寒多热少之疟病。牝：雌性的鸟兽，有阴无阳之意。

3. 精析

病机——素体阳虚，疟邪痰阻

症状——寒多热少

治法——祛痰通阳截疟

用方——蜀漆散

4. 难点

关于服药时间：本条方后提出药需"未发前服"，对治疗疟病有一定价值。一般疟病宜在发作前 1～2 小时服药。

中风历节病脉证并治第五

★了解中风与历节的概念及合篇的意义

★★熟悉中风、历节的病因病机，中风与痹症的区别

★★★掌握中风在络、经、腑、脏的不同见症，历节的
证治

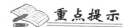 **重点提示**

概念★

中风是指以卒然昏仆、半身不遂、口眼㖞斜为主症的病证。

历节病是指以关节疼痛，甚则肿胀变形为主症的病证。

合篇的意义★

二者均属广义风病范畴，皆有内虚邪犯的病机特点，故合为一篇讨论。

一、中风病

诊断与鉴别诊断★★

1. 原文

夫风之为病，当半身不遂，或但臂不遂者，此为痹。脉微而数，中风使然。

2. 精析（表3）

表3　中风与痹症的区别

	中风	痹症
脉证	半身不遂，脉微而数	但臂不遂，脉涩
病因病机	正气不足，外邪诱发	风寒湿痹阻

成因与辨证★★★

1. 原文

寸口脉浮而紧，紧则为寒，浮则为虚，寒虚相搏，邪在皮肤；浮者血虚，络脉空虚，贼邪不泻[1]，或左或右，邪气反缓，正气即急，正气引邪，㖞僻不遂[2]。邪在于络，肌肤不仁；邪在于经，即重不胜；邪入于腑，即不识人；邪入于脏，舌即难言，口吐涎。（2）

2. 词解

[1] 贼邪不泻：指外邪侵入人体后留滞不出。贼邪即虚邪贼风之意，统指外邪。泻：外出。

[2] 㖞僻不遂：指口眼㖞斜，不能随意运动。

3. 精析

（1）病因病机（中经络）

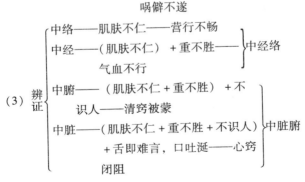

寸口脉 { 浮（无力）——为虚　寒虚相搏，邪在皮肤；络脉
　　　　　　　　　　　　→
　　　　紧——为（表）寒　空虚，贼邪不泻 }

（2）症状（中经络）——或左或右，邪气（患侧）反（弛）缓，正气（健侧）即"急"，正气引（牵引）邪，㖞僻不遂

（3）辨证 {
中络——肌肤不仁——营行不畅
中经——（肌肤不仁）＋重不胜—— } 中经络
　　　气血不行

中腑——（肌肤不仁＋重不胜）＋不识人——清窍被蒙

中脏——（肌肤不仁＋重不胜＋不识人） } 中脏腑
　　　＋舌即难言，口吐涎——心窍闭阻
}

二、历节病

病因病机 ★★

1. 原文

寸口脉沉而弱，沉即主骨，弱即主筋，沉即为肾，弱即为肝。汗出入水中，如水伤心，历节黄汗[1]出，故曰历节。(4)

趺阳脉浮而滑，滑则谷气实，浮则汗自出。(5)

少阴脉浮而弱，弱则血不足，浮则为风，风血相搏，即疼痛如掣。(6)

盛人[2]脉涩小，短气，自汗出，历节疼，不可屈伸，此皆饮酒汗出当风所致。(7)

2. 词解

[1] 黄汗：历节病的关节疼痛处汗出色黄。与黄汗病汗出色黄，遍及全身不同。

[2] 盛人：体虚肥胖之人。

3. 精析

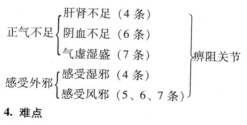

4. 难点

以上数条论述的历节病的成因虽多，但无非正气不足、感受外邪两方面。其正虚可以是历节病的诱发因素，也可以由历节病发展而来。

历节证治 ★★★

(一) 风湿历节

1. 原文

诸肢节疼痛, 身体魁羸[1], 脚肿如脱[2], 头眩短气, 温温欲吐, 桂枝芍药知母汤主之。(8)

2. 词解

[1] 身体魁羸: 身体瘦弱, 关节肿大。

[2] 脚肿如脱: 两脚肿胀, 且麻木不仁, 似与身体脱离。

3. 精析

病机——风寒湿痹阻, 渐次化热伤阴

症状 { 主症——诸肢节疼痛, 身体魁羸, 脚肿如脱
      次症——头眩短气, 温温欲吐

治法——祛风除湿, 温经散寒, 滋阴清热

用方——桂枝芍药知母汤

(二) 寒湿历节

1. 原文

病历节, 不可屈伸, 疼痛, 乌头汤主之。(10)

2. 精析

病机——寒湿痹阻

症状——关节不可屈伸, 疼痛

治法——温经散寒, 蠲痹除湿

用方——乌头汤

3. 难点

大凡仲景用乌头, 总是为阴寒疼痛之类病证而设, 本方即以乌头大辛大热之品以温经止痛。方中所配之白蜜, 及方

后分次给药的方法均是为减低乌头之毒性而设计。方后所云之"知"，即是乌头见效之征兆，在"腹满寒疝宿食病脉证并治第十"乌头桂枝汤方后注谓"其知者，如醉状"。详见该处。

方证比较（表4）

表4　桂枝芍药知母汤证与乌头汤证比较

	桂枝芍药知母汤证	乌头汤证
病机	风寒湿痹阻，渐次化热伤阴	寒湿痹阻
症状	诸肢节疼痛，身体魁羸，脚肿如脱，头眩短气，温温欲吐	病历节关节剧痛，痛处不移，不可屈伸
治法	祛风除湿，温经散寒，滋阴清热	温经散寒，除湿宣痹
用法	桂枝芍药知母汤	乌头汤
药物	桂枝、芍药、甘草、麻黄、生姜、白术、知母、防风、附子	麻黄、芍药、黄芪、甘草、川乌、白蜜

血痹虚劳病脉证并治第六

★ 了解血痹与虚劳两病的概念及合篇的意义

★★ 熟悉血痹病、虚劳病的病因病机及其辨证

★★★ 掌握血痹病、虚劳病的证治

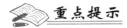 **重点提示**

概念★

血痹指由气血不足、感受外邪所导致的，以肢体局部麻木为主症的病证。虚劳指劳伤所致的慢性衰弱性疾病的统称。

合篇的意义★

由于血痹与虚劳两病均属阴阳气血不足的虚证，故合为一篇讨论。

一、血痹病

成因与轻证证治★★

1. 原文

问曰：血痹病从何得之？师曰：夫尊荣人，骨弱肌肤盛，重因疲劳汗出，卧不时动摇，加被微风，遂得之。但以脉自微涩在寸口，关上小紧，宜针引阳气，令脉和紧去则愈。（1）

2. 精析

病因
病机
$$\left\{\begin{array}{l}\text{尊荣人，骨弱肌肤盛} \\ \text{重因疲劳汗出，卧不时动摇} \\ \text{加被微风——风邪诱发}\end{array}\right.\left.\begin{array}{l}\text{正气亏损} \\ \text{卫阳不足} \\ \end{array}\right\}\text{血行不畅}$$

脉象
$$\left\{\begin{array}{l}\text{微——主阳微} \\ \text{涩——主血滞} \\ \text{寸关小紧——主风寒轻浅}\end{array}\right.$$

治法——以针刺法导引阳气，使气行则血行

重证证治★★★

1. 原文

血痹阴阳俱微，寸口关上微，尺中小紧，外证身体不仁，如风痹状，黄芪桂枝五物汤主之。（2）

2. 精析

病机 $\begin{cases} 阴阳俱微，寸口关上微——素体不足，以阳气不足为主 \\ 尺中小紧——阴血涩滞 \end{cases}$

脉症 $\begin{cases} 寸口关上微，尺中小紧 \\ 身体不仁（肢体局部麻木），如风痹状（较重者有 \\ \quad 酸痛感） \end{cases}$

治法——益气以通阳，和营以行痹

用方——黄芪桂枝五物汤

3. 难点

血痹与风痹的区别在于，血痹以麻木为主，而风痹则以疼痛为主。

二、虚劳病

病机与辨证★★

1. 原文

男子[1]面色薄[2]者，主渴及亡血，卒喘悸，脉浮者，里虚也。（4）

男子脉虚沉弦，无寒热，短气里急，小便不利，面色白，时目瞑[3]，兼衄，少腹满，此为劳使之然。（5）

劳之为病，其脉浮大，手足烦[4]，春夏剧，秋冬瘥，阴寒[5]精自出，酸削[6]不能行。（6）

男子脉浮弱而涩，为无子，精气清冷。(7)

男子平人，脉虚弱细微者，喜盗汗也。(9)

人年五六十，其病脉大者，痹侠背行[7]，若肠鸣，马刀侠瘿[8]者，皆为劳得之。(10)

脉沉小迟，名脱气[9]，其人疾行则喘喝[10]，手足逆寒，腹满，甚则溏泄，食不消化也。(11)

脉弦而大，弦则为减，大则为芤，减则为寒，芤则为虚，虚寒相搏，此名为革。妇人则半产漏下，男子则亡血失精。(12)

2. 词解

[1] 男子：男子主精，提示张仲景在虚劳病的认识中，对肾的重视，而不是该病独为男子所有。

[2] 面色薄：面色淡白无华。

[3] 目瞑：闭眼为"瞑"，虚劳认精神不足故也。

[4] 手足烦：手足心烦热。

[5] 阴寒：前阴寒冷。

[6] 酸削：两腿酸痛消瘦。

[7] 痹侠背行：脊柱两旁有麻木感。

[8] 马刀侠瘿：结核生于腋下如马刀者名马刀，生于颈旁如贯珠者名侠瘿，两者又可统称为瘰疬。

[9] 脱气：阳气虚衰之病机。

[10] 喘喝：气喘。

3. 精析（表5）

以上8条原文，体现出张仲景对虚劳病在病机性质上重视阴阳（气血）两虚，在脏腑辨证上强调脾肾两脏的特点，多见于虚劳病中后期。

表5　病机与辨证

条文	病机与辨证		主病
	阳气不足	阴血不足	
4	卒喘	面色薄，口渴，卒悸，脉浮	主亡血、里虚
5	脉虚沉，衄血，短气里急，小便不利，少腹满	脉虚弦，面白，目瞑	主劳
6	前阴寒冷，滑精，酸削不能行	脉浮大，手足烦热，春夏剧，秋冬瘥	主劳
7	脉浮弱，精液稀薄清冷	脉涩	主无子
9	脉虚弱	脉细数	主盗汗
10	腹中肠鸣	年五六十，脉大无力，痹侠背行，马刀侠瘿	主劳
11	脉沉小迟，疾行气喘，腹满便溏，手足逆冷		名脱气
12		脉革（其脉为似弦脉但无力，似大脉但中空）	主半产漏下，亡血失精

证治★★★

（一）虚劳失精

1. 原文

夫失精家[1]，少腹弦急，阴头寒，目眩，发落，脉极虚芤迟，为清谷，亡血失精。脉得诸芤动微紧，男子失精，女子梦交[2]，桂枝加龙骨牡蛎汤主之。（8）

2. 词解

[1] 失精家：经常梦遗、滑精的人。

[2] 梦交：梦中性交。

3. 精析

病机——阴阳两虚，心肾不交

症状 $\begin{cases} \text{主症一} \begin{cases} \text{失精（男子）} \\ \text{梦交（女子）} \end{cases} \text{心肾不交} \\ \text{主症二} \begin{cases} \text{目弦、发落——精耗太甚，精血衰少} \\ \text{少腹弦急、阴头寒冷——病久及阳} \end{cases} \begin{matrix} \text{阴阳} \\ \text{两} \\ \text{虚} \end{matrix} \end{cases}$

"脉极虚芤迟，为清谷，亡血失精"是插笔，说明极虚芤迟的脉象不仅能见于失精的患者，也可以见于亡血和下利清谷的病人。此外尚可见芤动微紧之脉。

治法——调和阴阳，潜阳固涩

用方——桂枝加龙骨牡蛎汤

（二）虚劳里急

1. 原文

虚劳里急，悸，衄，腹中痛，梦失精，四肢酸疼，手足烦热，咽干口燥，小建中汤主之。（13）

虚劳里急，诸不足，黄芪建中汤主之。（14）

2. 精析

病机——阴阳两虚，寒热错杂

症状 { 衄、手足烦热、咽干口燥 —— 阴虚内热
里急、腹中痛 —— 阳虚里寒
悸、梦失精、四肢酸疼 —— 气血不足,阴阳失调

治法——建立中气，调补阴阳

用方——小建中汤

小建中汤对阴阳两虚、寒热错杂证具治疗作用的机理是：①从方剂功效来看，建中汤所建立的是中焦脾胃之气，而脾胃为后天之本，气血生化之源，气血充裕，则阴阳自可得以补充。同时因为其寒热是阴虚阳虚所生，阴阳不虚，则寒热自除。②从方剂组成分析，小建中汤乃酸甘与甘温合用之剂，酸甘可以化阴，甘温可以助阳，亦可使阴阳得以补充。

若阴阳两虚，气虚尤甚时，则以黄芪建中汤温中补虚。

3. 难点

小建中汤虽然可以治疗阴阳两虚证，但证情应该是偏于阳虚者，若是阴虚有热明显的，则不合用。

（三）虚劳腰痛

1. 原文

虚劳腰痛，少腹拘急，小便不利者，八味肾气丸主之。(15)

2. 精析

病机——肾气不足

症状——腰痛，少腹拘急，小便不利（或为尿崩，或为癃闭，或为淋漓不畅）

治法——温补肾气

用方——肾气丸

（四）虚劳风气百疾

1. 原文

虚劳诸不足，风气[1]百疾，薯蓣丸主之。（16）

2. 词解

[1] 风气：泛指外邪。风为百病之长，风邪侵袭人体，能引起多种疾病。

3. 精析

$$病机\begin{cases}诸不足 —— 气血阴阳俱不足 \\ 风气 —— 易感外邪\end{cases}$$

治法——扶正（健脾）为主，祛邪（疏风散邪）为辅

用方——薯蓣丸

（五）虚劳不寐

1. 原文

虚劳虚烦不得眠，酸枣汤主之。（17）

2. 精析

病机——阴虚热扰，心神不宁

症状——虚烦不得眠（心中烦躁不宁，虽卧而不能安睡），兼见情绪易于激动、头目昏眩、口渴咽干、舌红少苔等

治法——养阴清热，宁心安神

用方——酸枣仁汤

（六）虚劳干血

1. 原文

五劳[1]虚极羸瘦，腹满不能饮食，食伤，忧伤，饮伤，房室伤，饥伤，劳伤，经络营卫气伤，内有干血[2]，肌肤甲错，两目黯黑。缓中补虚[3]，大黄䗪虫丸主之。(18)

2. 词解

[1] 五劳：指心、肝、脾、肺、肾劳。一说指《素问·宣明五气》所谓"久卧伤气，久视伤血，久坐伤肉，久立伤骨，久行伤筋"。

[2] 干血：即瘀血日久者。

[3] 缓中补虚：攻补兼施，峻剂丸服，意在缓攻，使祛瘀不伤正，扶正不留瘀。是虚劳夹瘀证扶正祛瘀的缓法。

3. 精析

病因——五劳七伤（食、忧、饮、房室、饥、劳、经络营卫气伤）因虚致劳，因劳致瘀

病机——虚劳夹瘀

症状 ⎧ 形体羸瘦 —— 劳损虚极
　　　⎨ 肌肤粗糙如鱼鳞状,两目黯黑 —— 瘀停积久
　　　⎩ 腹满不能饮食 —— 瘀阻气滞,或/和脾虚不运

治法——补虚化瘀

用方——大黄䗪虫丸

4. 难点

本证可因虚致瘀，更多见于因瘀致虚，如各种癌症晚期等。《金匮要略》虚劳病在治法上的特点是：①重视脾、肾二脏；②重视甘温扶阳。

肺痿肺痈咳嗽上气病脉证并治第七

★ 了解肺痿、肺痈、肺胀、咳嗽上气的概念及肺痿、肺痈、咳嗽上气三病合篇的意义

★★ 熟悉肺痿的成因、病机及与肺痈的鉴别；肺痈的病因病理、脉症与预后，咳嗽上气的辨证及预后

★★★ 掌握肺痿、肺痈、咳嗽上气病的证治

重点提示

概念 ★

肺痿是指由肺气痿弱所致以多唾浊沫、短气为主症的病证。分为虚热与虚寒两种证型。

肺痈指由感受风邪热毒，致使肺生痈脓所致，以咳嗽、胸痛、吐腥臭脓痰为主症的疾病。

咳嗽上气，上气即指肺气上逆，本篇主要讨论了由痰饮之邪所致，以咳嗽、气喘、咳痰，甚则不能平卧为主症的病证。《金匮要略》并将其中外邪内饮、邪实气闭的咳喘称之为肺胀，即肺气胀满之意。

合篇的意义 ★

三病病位均在肺，都有咳嗽症，病因病机上存在着相互联系和相互转化的关系，故合为一篇讨论。

一、肺痿

成因、脉症与鉴别 ★★

1. 原文

问曰：热在上焦者，因咳为肺痿。肺痿之病，何从得之？师曰：或[1]从汗出，或从呕吐，或从消渴，小便利数，或从便难，又被快药[2]下利，重亡津液，故得之。曰：寸口脉数，其人咳，口中反有浊唾涎沫[3]者何？师曰：为肺痿之病。若口中辟辟[4]燥，咳即胸中隐隐痛，脉反滑数，此为肺痈，咳唾脓血。脉数虚者为肺痿，数实者为肺痈。（1）

2. 词解

[1] 或：代词。作"有的"解。

[2] 快药：泻下峻猛之药。

[3] 浊唾涎沫：浊唾指稠痰，涎沫指稀痰。

[4] 辟辟：形容口中干燥状。

3. 精析

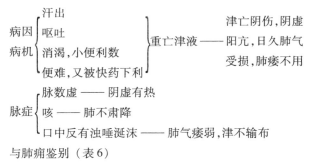

与肺痈鉴别（表6）

表6　肺痿与肺痈鉴别

鉴别点	肺痿（虚热）	肺痈
病因	上焦有热	风热舍肺
病机	阴虚内热，肺气痿弱	邪热壅肺，蓄结痈脓
性质	属虚	属实
脉象	数虚	滑数（数实）
症状	多浊唾涎沫	胸中隐痛，口中干燥，咳唾脓痰腥臭

4. 难点

从主症及治疗等方面进行分析，本教材首次提出了虚热肺痿同时存在肺气痿弱的问题。即虚热肺痿实际上是气阴两虚证。

证治★★★

（一）虚热肺痿

1. 原文

大逆（校勘为"火逆"）上气，咽喉不利，止逆下气者，麦门冬汤主之。(10)

2. 精析

病机——火逆上气——虚火上炎，肺气上逆

症状——咳喘，咽喉干燥不利，以及口干欲得凉润，舌红少苔，脉象虚数等

治法——止逆下气——滋阴清热，降逆止咳

用方——麦门冬汤

4. 难点

本病肺阴不足与肺气痿弱并见，故方中用参、草、米、枣健脾益气。

（二）虚寒肺痿

1. 原文

肺痿吐涎沫而不咳者，其人不渴，必遗尿，小便数，所以然者，以上虚不能制下故也。此为肺中冷，必眩，多涎唾，甘草干姜汤以温之。(5)

2. 精析

病机——肺中冷——肺气虚寒

症状 ┤ 吐涎沫、多涎唾 —— 肺气虚寒，津液不布
　　　├ 遗尿、小便数 —— 上（肺）虚不能制（制约）
　　　│ 　　　　　　　　下（下焦）
　　　└ 头眩、不渴 —— 主虚寒

治法——温肺复气

用方——甘草干姜汤

二、肺痈

病因病机、脉症及预后★★

1. 原文

问曰：病咳逆，脉之何以知此为肺痈？当有脓血，吐之则死。其脉何类？师曰：寸口脉微而数，微则为风，数则为热；微则汗出，数则恶寒。风中于卫，呼气不入；热过于营，吸而不出。风伤皮毛，热伤血脉。风舍于肺，其人则咳，口干喘满，咽燥不渴，多唾浊沫，时时振寒。热之所过，血为之凝滞，蓄结痈脓，吐如米粥。始萌可救，脓成则死。（2）

2. 精析

（1）病因病机与脉症（表7）

表7　肺痈三期病因病机与脉症归纳

	病因病机	脉症
表证期 ↓	脉微而数，微则为风，数则为热，风中于卫，风伤皮毛	脉浮数，汗出，恶寒，发热，咳嗽

续表

	病因病机	脉症
酿脓期 ↓	风舍于肺，热伤血脉	咳嗽喘满，口干咽燥，多唾浊沫，或咳痰腥臭，时时振寒发热，脉滑数实
溃脓期	热之所过，血为之凝滞，蓄结痈脓	吐出大量腥臭脓血痰，日久可如米粥

（2）预后：始萌可救，脓成则死。

证治★★★

（一）邪实壅滞

1. 原文

肺痈，喘不得卧，葶苈大枣泻肺汤主之。（11）

肺痈胸满胀，一身面目浮肿，鼻塞清涕出，不闻香臭酸辛，咳逆上气，喘鸣[1]迫塞，葶苈大枣泻肺汤主之。（15）

2. 词解

[1] 喘鸣：《辞源》谓"喘急喉中有声"。

3. 精析

病机——痰浊壅肺，肺气壅滞

症状 { 喘不得卧，胸满胀，咳逆上气，喘鸣迫塞 —— 痰浊壅肺，肺气壅滞
一身面目浮肿 —— 肺失通调
鼻塞清涕出，不闻香臭酸辛 —— 肺窍不利

治法——开泻肺气，行水祛饮

用方——葶苈大枣泻肺汤

（二）血腐脓溃

1. 原文

咳而胸满，振寒脉数，咽干不渴，时出浊唾腥臭，久久吐脓如米粥者，为肺痈，桔梗汤主之。（12）

2. 精析

病机——热毒壅肺，成痈化脓

症状 ｛ 振寒脉数 —— 邪热壅肺，正邪相争
咳而胸满 —— 热毒壅肺，肺气不利
时出浊唾腥臭，久久吐脓如米粥 —— 血败肉腐，痈脓溃破
咽干不渴 —— 热在血分

治法——排脓解毒

用方——桔梗汤

三、咳嗽上气

辨证及预后★★

1. 原文

上气面浮肿，肩息，其脉浮大，不治；又加利尤甚。（3）

上气喘而躁者，属肺胀，欲作风水，发汗则愈。（4）

2. 精析

$$
上气
\begin{cases}
\begin{array}{l}
面浮肢肿，肩息，脉浮大无根 \\
\text{——肾气衰竭} \\
面浮肢肿，肩息，脉浮大无根，\\
下利——脾肾两败
\end{array}
\left.\right\}（属实）
\begin{array}{l}
预后\\
不佳
\end{array}
\\[2ex]
\begin{array}{l}
喘逆，烦躁——风邪外袭，水饮内停，肺气闭郁 \\
\qquad（属实）——发汗宣肺则愈
\end{array}
\end{cases}
$$

证治 ★★★

（一）寒饮郁肺

1. 原文

咳而上气，喉中水鸡声[1]，射干麻黄汤主之。(6)

2. 词解

[1] 水鸡声：形容喉间痰鸣，犹若田鸡叫声。水鸡，即田鸡，俗称蛙。

3. 精析

病机——寒饮郁肺

症状——咳嗽气逆，喉中水鸡声

治法——散寒宣肺，降逆化痰

用方——射干麻黄汤

（二）浊痰壅肺

1. 原文

咳逆上气，时时吐唾浊（"吐唾浊"校勘为"吐浊"），但坐不得眠，皂荚丸主之。(7)

2. 精析

病机——浊痰壅肺

症状——咳嗽气喘，频频吐浊，但坐不能平卧等

治法——峻逐痰浊

用方——皂荚丸

3. 难点

皂荚丸是祛痰的峻剂，本证属痰浊壅肺的重证。

（三）饮热迫肺

1. 原文

咳而上气，此为肺胀，其人喘，目如脱状，脉浮大者，越婢加半夏汤主之。（13）

2. 精析

病机——饮热迫肺

脉症——咳嗽气喘，甚至目睛胀突，脉象浮大

　　　——外感风热，水饮内停，饮热互结，闭郁肺气

治法——宣肺泄热，化饮降逆

用方——越婢加半夏汤

（四）寒饮夹热

1. 原文

咳而脉浮者，厚朴麻黄汤主之。（8）

脉沉者，泽漆汤主之。（9）

肺胀，咳而上气，烦躁而喘，脉浮者，心下有水，小青龙加石膏汤主之。（14）

2. 精析

（1）厚朴麻黄汤证

病机——寒饮夹热，肺气不利

脉症 {
脉浮——主饮热上迫
以方测证，应以咳嗽喘逆、胸满烦躁、痰声辘辘、
　　　倚息不能平卧、舌苔滑腻等为特征
}

治法——散饮除热，止咳平喘

用方——厚朴麻黄汤

（2）泽漆汤证

病机——寒饮夹热，结于胸胁

脉症 {
脉沉——主里主水
咳喘，咳引胸痛（承上条可知）——水饮内停，上迫
　　　于肺
身肿，小便不利——水饮泛溢
}

治法——逐水通阳，止咳平喘，补虚清热

用方——泽漆汤

（3）小青龙加石膏汤证

病机——外寒内饮，兼有郁热

脉症 {
脉浮 —— 风寒束表
咳喘 —— 寒饮犯肺
烦躁 —— 饮郁化热
}

治法——解表化饮，清热除烦

用方——小青龙加石膏汤

3. 难点

方证比较（表8）

表8 越婢加半夏汤证与小青龙加石膏汤证比较

	越婢加半夏汤证	小青龙加石膏汤证
病机	饮热互结，壅滞于肺	外寒内饮，郁而化热
症状	咳而上气，喘，目如脱状，脉浮大	咳而上气，烦躁而喘，脉浮
治法	宣肺泄热，化饮降逆	散寒化饮，清热除烦
用方	越婢加半夏汤	小青龙加石膏汤
药物	麻黄、石膏、生姜、大枣、甘草、半夏	麻黄、芍药、桂枝、细辛、甘草、干姜、五味子、半夏、石膏

奔豚气病脉证治第八

★了解奔豚气病的概念及成因
★★★掌握奔豚气病的主症与证治

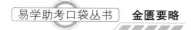
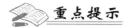 **重点提示**

概念★

奔豚气指发作性的以自觉有气"从少腹起,上冲咽喉,发作欲死,复还止"为主症的病证。

成因★

惊恐等情志刺激,使气机上逆所致。

主症★★★

1. 原文

师曰:奔豚病,从少腹起,上冲咽喉,发作欲死,复还止,皆从惊恐得之。(1)

2. 精析

主症——病从少腹起,上冲咽喉,发作欲死,复还止

鉴别——吐脓、惊怖可因惊诱发,火邪(指火劫发汗法)
　　　　可致人惊狂

3. 难点

奔豚病的主症多是一种发作性的自觉症状,以气从小(少)腹上冲为特征,发作时痛苦难忍,之后可自行缓解。

证治★★★

(一)肝郁化热

1. 原文

奔豚气上冲胸,腹痛,往来寒热,奔豚汤主之。(2)

2. 精析

病机——肝郁化热,气机上逆

$$
症状
\begin{cases}
气上冲胸——肝郁化热，冲气上逆 \\
腹痛——肝郁气滞 \\
往来寒热——肝病及胆，少阳枢机不利
\end{cases}
$$

治法——养血平肝，和胃降逆

用方——奔豚汤

3. 难点

方中李根白皮性味大寒，能止心烦逆，降奔豚气，为治疗热性奔豚的主药。

（二）阳虚寒逆

1. 原文

发汗后，烧针令其汗，针处被寒，核起而赤者，必发奔豚，气从小腹上至心，灸其核上各一壮，与桂枝加桂汤主之。（3）

2. 精析

病机——阴寒内盛，上凌心阳

病因——病由发汗后，又被烧针劫发其汗，使心阳受损，
　　　　寒邪从烧针部位侵入，阴寒内盛，上凌心阳

$$
症状
\begin{cases}
气从少腹上至心下——过汗感寒，上凌心阳 \\
针处核起而赤——针处邪热壅滞
\end{cases}
$$

治法 —— 因本病证见内外,故当内外同治

$$
\begin{cases}
外用灸法 —— 温经散寒 \\
内服桂枝加桂汤 —— 调和阴阳，平冲降逆
\end{cases}
$$

3. 难点

桂枝加桂汤所加之桂，一说是指桂枝，藉以振奋阳气，平冲降逆；一说是指肉桂，取温肾纳气之效，可据临床所见选用。

（三）阳虚饮动

1. 原文

发汗后，脐下悸者，欲作奔豚，茯苓桂枝甘草大枣汤主之。(4)

2. 精析

病机——汗后阳虚，水饮内动（素有下焦水饮，又因过
　　　　汗，损伤心阳，阳虚不能制下，使下焦水饮
　　　　有上逆妄动之势）

症状——脐下筑筑动悸，呈奔豚欲作之状，并兼有心悸
　　　　气短、形寒怯冷、小便不利、舌淡胖，或下肢
　　　　浮肿等

治法——通阳降逆，培土制水

用方——茯苓桂枝甘草大枣汤

胸痹心痛短气病脉证并治第九

★了解胸痹、心痛、短气的概念及合篇的意义
★★熟悉胸痹的病机及据脉辨证的特点
★★★掌握胸痹、心痛病的证治

重点提示

概念★

胸痹指以胸膺部满闷窒塞甚至疼痛为主症的病证。

心痛指与胸痹密切相关,以心胸部位疼痛彻背为主症的病证。

短气指呼吸短促,在本篇是作为胸痹心痛的伴随症状出现的。

合篇的意义★

由于胸痹、心痛都是心胸部位的病变,在症状上可互相兼见,病机上互有联系,治法与用方可互为借鉴,故合为一篇讨论。

病因病机★★

1. 原文

师曰:夫脉当取太过不及,阳微阴弦,即胸痹而痛,所以然者,责其极虚也。今阳虚知在上焦,所以胸痹、心痛者,以其阴弦故也。(1)

2. 精析

$$\text{病机}\begin{cases}\text{阳微}——\text{寸脉微}——\text{主胸阳不振}\\\text{阴弦}——\text{尺脉弦}——\text{主阴邪壅盛}\end{cases}\left.\begin{array}{l}\text{阴乘阳位,}\\\text{痹阻胸阳}\end{array}\right.$$

胸痹证治★★★

(一) 主证

1. 原文

胸痹之病,喘息咳唾,胸背痛,短气,寸口脉沉而迟,关上小紧数,栝楼薤白白酒汤主之。(3)

2. 精析

症状{ 胸背痛,短气 —— 痰浊痹阻,胸阳不展
喘息咳唾 —— 邪阻气滞,肺失宣降
寸口脉沉而迟 —— 胸阳不振
关上小紧数 —— 痰浊痹阻 }

治法——通阳散结,豁痰下气

用方——栝楼薤白白酒汤

3. 难点

（1）胸痹心痛的证型是根据痹阻胸阳的不同病邪而设置的。

（2）"寸口脉沉而迟,关上小紧数"讲述的是类似结代脉的脉象,这里数不主热。

（二）重证

1. 原文

胸痹不得卧,心痛彻背者,栝楼薤白半夏汤主之。（4）

2. 精析

病机——痰浊壅盛,胸阳不展

症状——在胸痹"喘息咳唾,胸背痛,短气"主症的基础上,痹阻之势进一步加重,而见不得卧、心痛彻背等症

治法——通阳散结,豁痰下气

用方——栝楼薤白半夏汤

（三）虚实异治证

1. 原文

胸痹心中痞[1],留气结在胸,胸满,胁下逆抢心[2],积

实薤白桂枝汤主之；人参汤亦主之。(5)

2. 词解

[1] 心中痞：胸中及胃脘部有痞塞不通之感。

[2] 胁下逆抢心：胁下气逆上冲心胸。

3. 精析（表9）

表9　枳实薤白桂枝汤证与人参汤证精析

方证	枳实薤白桂枝汤证	人参汤证
病机	痰气交阻，胸阳不展	心胸阳虚，胸阳不运
症状	心中痞（病势扩展至胃脘两胁），胸满（气结在胸），胁下逆抢心（胸胃合病）	胸满（气结在胸），胁
	心胸满闷	倦怠少气，四肢不温
治法	通阳开结，泄满降逆	补气助阳
用方	枳实薤白桂枝汤	人参汤
药物	枳实、厚朴、薤白、桂枝、栝楼	人参、甘草、干姜、白术

（四）轻证

1. 原文

胸痹，胸中气塞，短气，茯苓杏仁甘草汤主之；橘枳姜汤亦主之。(6)

2. 精析（表10）

表10　茯苓杏仁甘草汤证与橘枳姜汤证精析

方证	茯苓杏仁甘草汤证	橘枳姜汤证
病机	饮阻气滞	
	偏于饮阻	偏于气滞

续表

方证	茯苓杏仁甘草汤证	橘枳姜汤证
症状	胸痹轻证：胸中气塞、短气	
	兼见咳嗽多痰，小便不利	兼见心下痞满、呕吐气逆
治法	宣肺化饮	行气散结
用方	茯苓杏仁甘草汤	橘枳姜汤
药物	茯苓、杏仁、甘草	橘皮、枳实、生姜

（五）急证

1. 原文

胸痹缓急[1]者，薏苡附子散主之。（7）

2. 词解

[1] 缓急：偏义复词，偏指急，即胸痹急证。

3. 精析

病机——阴寒凝聚，阳气痹阻（寒湿较盛，胸阳痹遏）

症状——胸痛剧烈，除有喘息咳唾，胸背痛，或心痛彻
　　　　背症外，并可伴有筋脉拘挛，舌淡苔白滑，脉
　　　　沉伏，或涩，或微细而迟，或紧细而急等

治法——温阳通痹，缓急止痛

用方——薏苡附子散

4. 难点

教材提出，本条作为散剂，其意义是可提前制备，以备
急用之意。

心痛证治★★★

（一）轻证

1. 原文

心中痞，诸逆，心悬痛[1]，桂枝生姜枳实汤主之。（8）

2. 词解

[1] 心悬痛：心窝部向上牵引疼痛。

3. 精析

病机——"诸逆"——水饮、寒邪上逆

症状 $\begin{cases} 心下胃脘部痞闷不舒——寒饮内停，阳气不运 \\ 心窝部牵引疼痛——寒饮冲逆 \end{cases}$

治法——温通阳气，下气降逆

用方——桂枝生姜枳实汤

（二）重证

1. 原文

心痛彻背，背痛彻心，乌头赤石脂丸主之。(9)

2. 精析

病机——阴寒痼结（阴寒邪气痼结心下，痹阻阳气，寒气攻冲）

症状——心窝部疼痛牵引到背部，背部疼痛又牵引到心窝，形成胸胃合病的证候

以药测证，尚应有面色青白，冷汗淋漓，四肢厥冷，舌淡胖紫暗，苔白腻，脉象沉紧甚或微细欲绝等

治法——温阳散寒，止痛救逆

用方——乌头赤石脂丸

腹满寒疝宿食病脉证治第十

★ 了解腹满、寒疝、宿食的概念及合篇的意义

★★ 熟悉腹满寒热虚实的辨别与治法、宿食病的脉证与治疗

★★★ 掌握腹满、寒疝的辨证论治

📖 重点提示

概念★

腹满指以腹部胀满为突出表现的病证。

寒疝指因寒气攻冲而引起的以腹中拘急疼痛为主要症状的病证。

宿食指因脾胃功能失常或暴饮暴食致使食物滞留于胃肠，经宿不化而引起的疾病，即伤食。

合篇的意义★

因三病的病位、症状、治法有相类之处，即病位均涉及腹部，病变脏腑均涉及胃肠，症状均具有腹部胀满或疼痛，治法可互参，故合为一篇讨论。

一、腹满

辨证与治法★★

1. 条文

趺阳脉微弦，法当腹满，不满者必便难，两胠[1]疼痛，此虚寒从下上也，当以温药服之。(1)

病者腹满，按之不痛为虚，痛者为实，可下之；舌黄未下者，下之黄自去。(2)

腹满时减，复如故，此为寒，当与温药。(3)

病者痿黄，躁而不渴，胸中寒实，而利不止者，死。(4)

寸口脉弦，即胁下拘急而痛，其人啬啬恶寒也。(5)

夫中寒家，喜欠，其人清涕出，发热色和者，喜嚏。(6)

中寒，其人下利，以里虚也，欲嚏不能，其人肚中寒。

(7)

其脉数而紧乃弦，状如弓弦，按之不移。脉数弦者，当下其寒；脉紧大而迟者，必心下坚；脉大而紧者，阳中有阴，可下之。(20)

2. 词解

[1] 胠：胸胁两旁当臂之处。

3. 精析（表11）

表11　腹满辨证与治法

病机	四诊	辨证	治法	备注
肠胃实热证	望诊	舌黄（苔黄厚燥）（2条）	可下之	
	问诊	腹满不减，减不足言（13条）		
	切诊	按之痛（拒按）（2条）		
脾胃虚寒证	问诊	腹满时减，复如故（3条）；不满者便难，两胠疼痛（1条）；胁下拘急而痛（5条）；喜欠（6条）；下利（7条）	当与温药	兼夹表寒；啬啬恶寒（5条）；发热，清涕出，善嚏（6条）；欲嚏不能（7条）
	切诊	趺阳脉微弦（1条），寸口脉弦（5条）按之不痛（喜按）（2条）		

续表

病机	四诊	辨证	治法	备注
寒实积滞证	问诊	心下坚（20 条）	当下其寒	预后：阳衰不治。见痿黄、躁而不渴，下利不止（4 条）
	切诊	脉数弦、紧大而迟、大而紧（20 条）		

以上原文通过如腹诊、舌诊、脉诊，以及大便的变化等，对腹满的虚实寒热进行辨证，对临证有很好的指导意义。

证治★★★

（一）里实兼表证

1. 原文

病腹满，发热十日，脉浮而数，饮食如故，厚朴七物汤主之。(9)

2. 精析

病机——阳明气滞热积，兼太阳表证未解

症状 { 发热十日，脉象乃浮 —— 表邪未罢
脉数（而非紧、缓），腹中胀满 —— 阳明气滞热积
饮食如故 —— 提示病变重心在肠

治法——表里双解——行气除满，疏表散寒

用方——厚朴七物汤

3. 难点

表里同病，表重里轻者先表后里，表轻里重者先里后表，表里并重者表里同治。

（二）里实兼少阳

1. 原文

按之心下满痛者，此为实也，当下之，宜大柴胡汤。

（12）

2. 精析

病机——少阳阳明同病，实邪郁滞胆胃

症状 { 按之心下（胃脘两胁）满痛——实邪郁滞胆胃
有郁郁微烦，往来寒热，胸胁苦满——邪在少阳
（补充）

治法——和解少阳，攻逐阳明

用方——大柴胡汤

（三）里实胀重于积

1. 原文

痛而闭[1]者，厚朴三物汤主之。（11）

2. 词解

[1] 闭：即大便闭结不通。

3. 精析

病机——气滞不行，实热内结

症状——腹满胀痛，大便秘结

治法——行气除满，通便泄热

用方——厚朴三物汤

（四）里实积胀俱重

1. 原文

腹满不减，减不足言，当须下之，宜大承气汤。（13）

2. 精析

病机——阳明实热，肠腑积滞

症
状
{
腹满不减（与虚寒证"时减"相对）——主实热
　　积滞
减不足言——插笔，言即便有减，其减也很轻微，
　　不足言道（一种理解是若有所减即
　　不属实热证）
}

治法——荡涤肠胃，攻下热实

用方——大承气汤

3. 难点

以上四方俱治疗实热腹满，但适应证不同。其中厚朴七物汤证的特点是兼夹有表寒证，大柴胡汤证的特点是兼夹有少阳证，厚朴三物汤证以胀重于积为特点，而大承气汤证则是以积胀俱重为特点，证情最重。

（五）寒饮逆满

1. 原文

腹中寒气，雷鸣切痛[1]，胸胁逆满，呕吐，附子粳米汤主之。（10）

2. 词解

[1] 雷鸣切痛：形容肠鸣重，如同雷鸣，腹痛剧如刀切之状。

3. 精析

病机——中焦虚寒，水饮内停

症
状
{
腹中雷鸣切痛 —— 脾胃虚寒，饮气相击
胸胁逆满呕吐 —— 寒饮上逆，胃失和降
此外还可见四肢逆冷、脉沉而紧、舌苔白滑等
}

治法——温中散寒，化饮降逆

用方——附子粳米汤

（六）寒饮腹痛

1. 原文

寒气厥逆[1]，赤丸主之。（16）

2. 词解

[1] 厥逆：包括病机与症状。作为病机指阴阳气不相顺接，作为症状指手足逆冷。

3. 精析

病机——阳虚阴盛，寒饮上逆

症状——四肢厥冷，腹满腹痛，呕吐，心下悸，舌胖淡
　　　　边有齿痕，苔白滑，脉沉细迟等

治法——散寒止痛，化饮降逆

用方——赤丸

（七）脾虚寒盛

1. 原文

心胸中大寒痛，呕不能饮食，腹中寒，上冲皮起，出见有头足[1]，上下痛而不可触近，大建中汤主之。（14）

2. 词解

[1] 上冲皮起，出见有头足：指腹部皮肤因寒气攻冲而起伏，出现犹如头、足般的块状肠型蠕动。

3. 精析

病机——脾胃阳虚，中焦寒盛

症状 {
心胸中大寒痛,甚则上冲皮起,出见有头足,上下
　　痛不可触近 —— 程度甚
心胸中,腹中 —— 范围广
呕不能饮食 —— 寒气上冲,胃不和降
可伴见手足逆冷,舌质淡,苔白滑,脉沉迟而伏等
}

治法——温阳建中,祛寒止痛

用方——大建中汤

4. 难点（表12）

表12　大建中汤证与附子粳米汤证比较

	大建中汤证	附子粳米汤证
病机	脾胃阳虚,中焦寒盛	脾胃虚寒饮停上逆
症状	心胸中大寒痛,呕不能饮食,上冲皮起,出见有头足,上下痛不可触近	腹中雷鸣切痛,胸胁逆满,呕吐
治法	大建中气,温中散寒	温中散寒,化饮降逆
用方	大建中汤	附子粳米汤
药物	蜀椒、干姜、人参、胶饴	附子、半夏、甘草、大枣、粳米

（八）寒实积滞

1. 原文

胁下偏痛,发热,其脉紧弦,此寒也,以温药下之,宜大黄附子汤。(15)

2. 精析

病机——寒实内结

症状
⎧ 胁下偏痛（胁下腹部一侧痛有定处）——寒实停
⎪　　积，阳气痹阻
⎪ 脉象紧弦——主寒主痛
⎨ 发热（于临床非必见之症）——寒实内结，阳气
⎪　　郁滞，营卫失调
⎩ 当有大便不通、恶寒肢冷、舌苔黏腻等症

治法——以温药下之——温下通便

用方——大黄附子汤

3. 难点,

应该注意的是，寒实内结证多属本虚标实证，其寒的原因，乃在于中阳的不足。其预后与药后大便得下与否密切相关。

二、寒疝

证治★★★

（一）阴寒痼结

1. 原文

腹痛，脉弦而紧，弦则卫气不行，即恶寒，紧则不欲食，邪正相搏，即为寒疝。绕脐痛，若发则白汗[1]出，手足厥冷，其脉沉紧者，大乌头煎主之。（17）

2. 词解

[1] 白汗：剧痛时所出冷汗。

3. 精析

病机
⎧ 平素——阳虚内寒
⎨
⎩ 发时——寒邪势盛，阳遏不行

症状 {
平素——腹痛，不欲饮食，恶寒（阳不温煦），脉弦紧

发时——绕脐剧痛，冷汗淋漓，手足厥冷，唇青面白，舌淡苔白，脉沉紧
}

治法——发时：急当温阳破结，散寒止痛

用方——大乌头煎

4. 难点

大乌头煎是急则治标之方，疼痛缓解后应转温中散寒剂，如大建中汤等，而不应守方久用。

（二）血虚内寒

1. 原文

寒疝腹中痛，及胁痛里急者，当归生姜羊肉汤主之。（18）

2. 精析

病机——血虚里寒

症状——胁腹疼痛，痛势轻缓，喜温喜按，筋脉拘急

治法——养血散寒止痛

用方——当归生姜羊肉汤

（三）寒疝兼表

1. 原文

寒疝腹中痛，逆冷，手足不仁，若身疼痛，灸刺诸药不能治，抵当乌头桂枝汤主之。（19）

2. 精析

病机——阴寒内结，阳遏不行（寒疝发作）；兼夹表寒

症状 {
寒疝里证 —— 腹中痛，手足逆冷，甚则麻痹不仁

兼夹表证 —— 身体疼痛
}

治法——表里双解（破结散寒，峻逐阴邪以治其里，发
　　　　汗散寒以和其表）

用方——一般的灸刺或药物难以获效，故用乌头桂枝汤

3. 难点

本方亦属急则治标之剂，散寒功效强劲而温里作用不足，
应及时注意方药的调整。

三、宿食

脉症★★

1. 原文

脉紧如转索无常者，有宿食也。（25）

脉紧头痛，风寒，腹中有宿食不化也。（26）

2. 精析

辨证 ⎰ 不典型紧脉（多兼滑象）——宿食内停，气机不畅
　　　⎰ 头痛，寒热（注意与表证区别）——宿食内停，营卫
　　　　　不谐
　　　⎰ 有饮食不节史，并见嗳腐吞酸、不欲食、胸闷、脘痞、
　　　　　腹痛等症，主宿食

证治★★

（一）宿食在下

1. 原文

问曰：人病有宿食，何以别之？师曰：寸口脉浮而大，
按之反涩，尺中亦微而涩，故知有宿食，大承气汤主之。
（21）

脉数而滑者，实也，此有宿食，下之愈，宜大承气汤。

(22)

下利不饮食者,有宿食也,当下之,宜大承气汤。(23)

2. 精析

病机——宿食停于下脘

脉症 {
　脉数而滑 —— 宿食壅塞,郁而化热
　脉浮大,按之反涩,尺中微涩 —— 宿食内结,气机
　　　　阻滞
　下利不爽,秽浊恶臭 —— 宿食内结,热结旁流
　或者并见大便燥结,不思饮食,嗳腐吞酸,脘腹胀
　　　　满,疼痛拒按,舌苔腐腻等
}

治法——当下之——荡涤肠胃,泻下宿食

用方——大承气汤

(二) 宿食在上

1. 原文

宿食在上脘,当吐之,宜瓜蒂散。(24)

2. 精析

病机——宿食停于上脘,正气欲驱邪外出

症状——胸脘痞闷,泛泛欲吐,嗳腐吞酸,脉紧等

治法——因势利导,涌吐食邪

用方——瓜蒂散

五脏风寒积聚病脉证
并治第十一

★了解热在三焦和大小肠寒热的病变

★★熟悉积、聚、槃气三者的区别

★★★掌握肝着、脾约、肾着的概念及其证治

重点提示

肝着★★★

1. 原文

肝着，其人常欲蹈其胸上[1]，先未苦时，但欲饮热，旋覆花汤主之。(7)

2. 词解

[1] 蹈其胸上：蹈原为足踏之意，此处指用手推揉按压，甚则捶打胸部。

3. 精析：

病机——肝失疏泄，气血郁滞

症状 {
常欲蹈其胸上 —— 可使气机舒展，气血运行
暂时通畅
先未苦时，但欲饮热 —— 可使气机通利，多见效于
病在气分时；若病久经脉凝瘀，则虽热饮亦无益
}

"欲蹈"是因有所"苦"，其"苦"的证候多是胸胁痞闷胀满不舒，甚或胀痛、刺痛

治法——行气活血，通络散结

用方——旋覆花汤

4. 难点

含义——肝着，指肝经气血郁滞，着而不行的一类病证。

着：附着，依附，此处引申为留滞。

关于旋覆花汤中所用药物新绛的所指问题，主要有两种看法：一说指茜草，一说指制成帽纬之绯帛。

脾约★★★

1. 原文

跌阳脉浮而涩，浮则胃气强，涩则小便数，浮涩相搏，大便则坚，其脾为约[1]，麻子仁丸主之。（15）

2. 词解

[1] 其脾为约：指胃强脾弱，脾被胃所约束。

3. 精析

病机——胃热津伤，肠腑燥结

脉
症
$\begin{cases} 跌阳脉浮——胃（热）气强 \\ （盛） \\ 跌阳脉涩，小便数——津液 \\ 不足 \end{cases}$ 肠道失润——大便坚

治法——泄热润燥，缓通大便

用方——麻子仁丸

肾着★★★

1. 原文

肾著之病，其人身体重，腰中冷，如坐水中，形如水状，反不渴，小便自利，饮食如故，病属下焦，身劳汗出，衣里冷湿，久久得之，腰以下冷痛，腹重（校勘为"腰重"）如带五千钱，甘姜苓术汤主之。（16）

2. 精析

含义——肾著，一种寒湿之邪留滞附着于肾之外府（腰部）的病证。肾脏本身并无病变。

病因——"身劳汗出，衣里冷湿"即劳动汗后衣服湿冷，乃为肾着的成因

病机——寒湿痹着腰部，阳气痹阻不利

症状
　　腰部
　　　　冷 —— 腰中冷，如坐水中，形如水状
　　　　重 —— 身体重，腹（腰）重如带五千钱
　　　　痛 —— 腰以下冷痛
　　不渴，小便自利，饮食如故 —— 病不属热，内脏无病

治法——温中散寒，健脾除湿——因脾主肌肉，主运化水湿

用方——甘姜苓术汤

热在三焦和大小肠寒热证★

精析

（1）热在三焦
　　热在上焦 —— 肺阴被灼 —— 为肺痿
　　热在中焦 —— 津亏肠燥 —— 为大便坚
　　热在下焦
　　　　热灼血络 —— 尿血
　　　　气化失司 —— 小便淋秘

（2）大小肠寒热
　　大肠
　　　　受寒 —— 鹜溏
　　　　受热 —— 肠垢不爽
　　小肠
　　　　受寒 —— 阳虚气陷 —— 下重便血
　　　　受热 —— 热邪下注 —— 痔疮

积、聚、䅽气区别★★

1. 原文

问曰：病有积、有聚、有䅽气[1]，何谓也？师曰：积者，脏病也，终不移；聚者，腑病也，发作有时，展转痛移，为可治；䅽气者，胁下痛，按之则愈，复发为䅽气。（20）

2. 词解

[1] 䅽气：水谷之气停积留滞，土壅侮木，肝气郁结之病。

3. 精析

$$
积
\begin{cases}
性质 \longrightarrow 脏病 \longrightarrow 在脏属阴，累及血分 \\
证候 \longrightarrow 终不移 \longrightarrow 结块有形，固定不移，痛有定处 \\
预后 \longrightarrow 病情较重，病程较长，病深难治
\end{cases}
$$

$$
聚
\begin{cases}
性质 \longrightarrow 腑病 \longrightarrow 在腑属阳，病在气分 \\
证候 \longrightarrow 展转痛移 \longrightarrow 聚散无常，痛无定处，时作时止 \\
预后 \longrightarrow 可治 \longrightarrow 病情较轻，病程较短，病浅可治
\end{cases}
$$

$$
䅽气
\begin{cases}
性质 \longrightarrow 饮食所伤，土壅木郁 \\
证候 \longrightarrow 胁下痛，按之则愈，复发为䅽气
\end{cases}
$$

痰饮咳嗽病脉证并治第十二

★ 了解痰饮的概念，痰饮与咳嗽的关系及支饮变证的
治疗
★★ 熟悉痰饮的成因与分类
★★★ 掌握痰饮的治疗原则与证治

📖 **重点提示**

概念★

痰饮指由体内津液停聚转化而成的病理性产物所致之病证。

咳嗽在本篇仅作为痰饮引起的一个症状，而不包括所有的咳嗽。

本篇重在讨论饮病。《金匮要略》中"痰饮"的"痰"字，与"淡"字相通，为水液动摇之貌。本篇痰饮病有广、狭二义之分。篇名所称为广义痰饮，具体内容中又将广义痰饮分为痰饮、悬饮、溢饮、支饮四类，简称四饮。四饮中的痰饮即为狭义痰饮。

成因★★

1. 原文

夫病人饮水多，必暴喘满；凡食少饮多，水停心下，甚者则悸，微者短气。

脉双弦[1]者，寒也，皆大下后善虚；脉偏弦[2]者，饮也。(12)

2. 词解

[1] 脉双弦：左右两手脉象皆弦。

[2] 脉偏弦：左手或右手脉象见弦。

3. 精析

诱因——饮水多——不及运化，停聚为饮

病机——水停心下——脾虚不运，水饮内停

$$
脉症 \begin{cases} 食少 —— 脾不健运 \\ 暴喘满,短气 —— 饮逆犯肺 \\ 悸 —— 水饮凌心 \\ 脉偏弦(有力) —— 病在局部(若双弦无力则主虚 \\ \qquad\qquad\qquad\qquad 寒,可见于误被苦寒攻下之后) \end{cases}
$$

分类★★

(一) 按饮停部位分

1. 原文

问曰:夫饮有四,何谓也? 师曰:有痰饮、有悬饮、有溢饮、有支饮。(1)

问曰:四饮何以为异? 师曰:其人素盛今瘦,水走肠间,沥沥有声,谓之痰饮;饮后水流在胁下,咳唾引痛,谓之悬饮;饮水流行,归于四肢,当汗出而不汗出,身体疼重,谓之溢饮;咳逆倚息,短气不得卧,其形如肿,谓之支饮。(2)

2. 精析 (表 13)

表 13　痰饮病的部位分类

分类	病机	症状
痰饮	饮停胃肠,脾失健运	肠间沥沥有声——饮走肠间 素盛今瘦——水谷不归正化
悬饮	饮停胁下,(肝肺) 气机受阻	咳嗽引及胸胁作痛
溢饮	饮溢肌表,肺失宣降	不汗出,身体疼痛而沉重
支饮	饮停胸膈,水壅气阻	咳逆倚息,短气不能平卧,形如水肿

（二）按饮停五脏分

1. 原文

水在心，心下坚筑[1]，短气，恶水不欲饮。（3）

水在肺，吐涎沫，欲饮水。（4）

水在脾，少气身重。（5）

水在肝，胁下支满，嚏而痛。（6）

水在肾，心下悸。（7）

2. 词解

[1] 心下坚筑：指心下部位满闷痞坚，动悸不宁。

3. 精析（表14）

表14　痰饮病的五脏分类

分　类	病　机	症　状
水在心	水饮凌心	心下坚筑，短气，恶水不欲饮
水在肺	水饮射肺	吐涎沫，欲饮水
水在脾	水饮困脾	少气身重
水在肝	水饮侵肝	胁下支满，嚏而痛
水在肾	水饮犯肾	心下悸

（三）按饮停时间、深浅分

1. 原文

夫心下有留饮，其人背寒冷如手大。（8）

留饮者，胁下痛引缺盆，咳嗽则辄已[1]。（9）

胸中有留饮，其人短气而渴，四肢历节痛。脉沉者，有留饮。（10）

膈上病痰，满喘咳吐，发则寒热，背痛腰疼，目泣自出，

其人振振身瞤剧，必有伏饮。（11）

2. 词解

[1] 咳嗽则辄已：辄已作转甚、加剧解，即咳嗽时疼痛更加剧烈。

3. 精析（表15）

表15　痰饮病按时间、深浅分类

分类	含义	脉症	病机
留饮	饮邪久留，病情深痼	背寒冷如手大 胁下痛引缺盆，咳嗽则辄已 短气而渴，四肢历节痛，脉沉	饮留心下 饮留四肢 饮留胁下 饮留胸中
伏饮	饮邪蛰伏，形成夙根，伺机发作	满喘咳吐，发则寒热，背痛腰疼，目泣自出，其人振振身瞤剧	饮伏胸膈

治则★★★

1. 原文

病痰饮者，当以温药和之。（15）

2. 精析

（1）治则——当以温药和之，是广义痰饮病的治疗原则

（2）含义——温药，指具有振奋阳气，开发腠理，通行水道作用的温性药物；和之，指组成该类方剂的药物既非专事温补阳气，亦非专从

温燥饮邪，而是强调以调和为原则

（3）理由
从饮邪而言 —— 饮为阴邪，具有遇寒则凝，得温则行的特点，所以要以开发腠理的汗法及通行水道的利小便法以祛其既停之饮

从正气而言 —— 痰饮病是脏腑功能失调所产生的内生之邪，且饮为阴邪，易伤人体阳气，故需用温药振奋阳气以使新饮不再产生

旧饮得去，新饮不生，"温药和之"实为痰饮病治本之法。

3. 难点

一般情况下，痰饮病因病位局限，标邪不甚，故以这种标本兼顾的"温药和之"治则为法。若饮邪较盛时，则亦可先治其标，如下文的十枣汤、厚朴大黄汤、己椒苈黄丸等。

痰饮（狭义）证治★★★

（一）饮停心下

1. 原文

心下有痰饮，胸胁支满，目眩，苓桂术甘汤主之。（16）

2. 精析

病机——心下有痰饮——脾胃阳虚，痰饮中阻

症状
胸胁支满 —— 饮停心下，气机受阻
头晕目眩 —— 浊阴上蒙

治法——温阳蠲饮，健脾利水

用方——苓桂术甘汤

（二）饮及脾肾

1. 原文

夫短气有微饮[1]，当从小便去之，苓桂术甘汤主之；肾气丸亦主之。（17）

2. 词解

[1] 微饮：即饮邪之轻微者。

3. 精析

微饮病机 ┫ 中阳不振,脾虚水停 —— 健脾利水
　　　　　　　　　　　　　　—— 苓桂术甘汤
　　　　　　 下焦阳虚,肾虚水泛 —— 温肾化水
　　　　　　　　　　　　　　—— 肾气丸

（三）下焦饮逆

1. 原文

假令瘦人，脐下有悸，吐涎沫而癫眩[1]，此水也，五苓散主之。（31）

2. 词解

[1] 癫眩：即头目眩晕之意。“癫”当作“颠”，头顶。

3. 精析

病机——饮停下焦，水饮逆动

症状 ┫ 瘦人 —— 水谷不能化生精微
　　　 脐下有悸,吐涎沫而癫眩 —— 水饮内动

治法——温阳化气，通利水道

用方——五苓散

（四）饮逆致呕

1. 原文

先渴后呕，为水停心下，此属饮家，小半夏茯苓汤主之。（41）

2. 精析

病机——津不上承，饮后水停心下而上逆

症状——先渴后呕

治法——降逆止呕，引水下行

用方——小半夏加茯苓汤

3. 难点

由饮邪所致的口渴，其表现形式较多，除呕后不渴，或先渴后呕之外，在"呕吐哕下利病"篇还将有所论述。

（五）留饮欲去

1. 原文

病者脉伏，其人欲自利，利反快，虽利，心下续坚满，此为留饮欲去故也，甘遂半夏汤主之。（18）

2. 精析

病机——饮留心下，正气未虚，驱饮外出

症状 $\begin{cases} \text{以心下坚满,得利则减,稍后又作为特点} \\ \text{脉伏(饮阻气机)} \end{cases}$

治法——因势利导，先去其标，攻逐水饮

用方——甘遂半夏汤

（六）肠间饮聚成实

1. 原文

腹满，口舌干燥，此肠间有水气，己椒苈黄丸主之。

(29)

2. 精析

病机——饮停肠间，水湿壅盛

症状 $\begin{cases} 腹满 —— 饮走肠间，水湿壅盛 \\ 口干舌燥 —— 饮邪内停，气不化津 \end{cases}$

治法——攻逐水饮，分消下行

用方——己椒苈黄丸

悬饮证治 ★★★

1. 原文

病悬饮者，十枣汤主之。（22）

2. 精析

病机——饮停胸胁，气机受阻

症状——胁下咳唾引痛

治法——破积逐水

用方——十枣汤

溢饮证治 ★★★

1. 原文

病溢饮者，当发其汗，大青龙汤主之；小青龙汤亦主之。

（23）

2. 精析（表16）

表16　　大小青龙汤证证治

	大青龙汤证	小青龙汤证
病机	饮溢肌表，郁而化热	寒饮外溢，溢于肌表
症状	发热恶寒，身体疼痛，无汗而喘，烦躁而渴	恶寒发热，身体疼重，胸痞，干呕，咳喘

续表

	大青龙汤证	小青龙汤证
治法	发汗散饮，清泄郁热	开发腠理，温化饮邪
用方	大青龙汤	小青龙汤
药物	麻黄、桂枝、甘草、杏仁、生姜、大枣、石膏	麻黄、芍药、五味子、干姜、甘草、细辛、桂枝、半夏

支饮证治★★★

（一）膈间支饮

1. 原文

膈间支饮，其人喘满，心下痞坚，面色黧黑[1]，其脉沉紧，得之数十日，医吐下之不愈，木防己汤主之。虚者[2]即愈；实者[3]三日复发，复与不愈者，宜木防己汤去石膏加茯苓芒硝汤主之。(24)

2. 词解

[1] 黧黑：谓黑而晦暗。

[2] 虚者：这里指痞结虚软。

[3] 实者：这里指坚结成实。

3. 精析

木防己汤证
- 病性 —— 得之数十日，医吐下之不愈
  - —— 病久正虚，虚实夹杂
- 病机 —— 支饮化热，夹有正虚
- 症状
  - 喘满，面色黧黑 —— 饮（热）邪迫肺，病程日久
  - 心下痞坚 —— 饮停于肺，延及心下
  - 脉沉紧 —— 水饮结聚
  - 此外尚可有咳嗽吐黄痰、发热不恶寒等症
- 治法 —— 利水降逆，扶正补虚
- 用方 —— 木防己汤

上药服后
- 若心下痞坚虚软 —— 水去气行，结聚已散
- 若仍痞坚不解 —— 水停气阻，坚结成实 —— 木防己
  - 去石膏加茯苓芒硝汤以化饮软坚，扶助正气

（二）支饮冒眩

1. 原文

心下有支饮，其人苦冒眩[1]，泽泻汤主之。（25）

2. 词解

[1] 冒眩：即头昏目眩。

3. 精析

病机——心下有支饮——饮停心下，上蒙清阳

症状——头目眩晕

治法——健脾利水，降逆止眩

用方——泽泻汤

（三）支饮腹满

1. 原文

支饮胸满（校勘为"腹满"）者，厚朴大黄汤主之。

（26）

2. 精析

病机——饮热郁肺，腑气不通

症状——咳逆倚息，短气不得卧，胸腹胀满，心下时痛，
　　　　大便秘结

治法——理气逐饮，荡热通腑

用方——厚朴大黄汤

（四）支饮不得息

1. 原文

支饮不得息，葶苈大枣泻肺汤主之。（27）

2. 精析

病机——浊痰壅肺

症状——不得息

治法——泻肺逐饮

用方——葶苈大枣泻肺汤

支饮变证的治疗（表17）★

表17　支饮变证的证治

	症状	病机	治法	方药
一诊	咳逆倚息不得卧	寒饮郁肺	温化寒饮	小青龙汤＝①
二诊	气从小腹上冲，手足痹，其面翕热如醉状	冲气上逆	敛气平冲	桂苓五味甘草汤＝②
三诊	冲气即低，更咳胸满	支饮复出	温肺化饮，泄满止咳	②－桂＋姜、辛＝③

续表

	症状	病机	治法	方药
四诊	咳满止，复渴，冲气复发，进前汤不渴而冒呕	饮遏冒饮	温肺化饮，降逆止呕	③+半夏=④
五诊	水去呕止，身形浮肿	饮溢身肿	蠲饮宣肺	④+杏仁=⑤
六诊	面热如醉	胃热上熏	蠲饮泄热清胃	⑤+大黄

（五）支饮呕吐

1. 原文

呕家本渴，渴者为欲解。今反不渴，心下有支饮故也，小半夏汤主之。（28）

卒呕吐，心下痞，膈间有水，眩悸者，小半夏加茯苓汤主之。（30）

2. 精析

病机——心下有支饮，膈间有水——饮阻气逆

症状 { 主症——呕吐，心下痞，呕后不渴——饮停心下膈间

兼症——眩、悸——饮邪上凌

治法——化饮降逆

用方——小半夏汤（重者加茯苓，成小半夏加茯苓汤）

3. 难点

一个"卒"字，表示病发突然，病势偏急，呕吐较剧，并伴痞、眩、悸等症，故后方增利水蠲饮之茯苓。

消渴小便不利淋病脉证
并治第十三

★了解消渴、小便不利、淋病的概念及合篇的意义

★★熟悉淋病的主症、治疗禁忌

★★★掌握消渴、小便不利的脉因证治

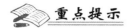 **重点提示**

概念★

消渴指以口渴多饮，多食易饥，小便频多，久则形体消瘦为主要特征的一类疾病。可分为上、中、下三消。

小便不利，本篇指以小便短少或尿出不畅为主症的病证。

淋病指以小便淋沥涩痛为主症的一类疾病。后世分为石淋、血淋、膏淋、气淋、劳淋。

合篇的愈义★

三病都以小便的改变为主症，且每多与口渴相涉及，病变部位主要在肾与膀胱，所出方剂部分可互相通用，故合为一篇讨论。

一、消渴

证治

（一）肺胃热盛，津气两伤★★★

1. 原文

渴欲饮水，口干舌燥者，白虎加人参汤主之。（12）

2. 精析

病机——肺胃热盛，津气两伤

症状——渴欲饮水，口干舌燥

治法——清热益气，生津止渴

用方——白虎加人参汤

（二）肾气亏虚

1. 原文

男子消渴，小便反多，以饮一斗，小便一斗，肾气丸主之。(3)

2. 精析

病机——肾气虚弱，不能化气摄水

症状——消渴，小便量多，以饮一斗、小便一斗（饮一溲一），犹可见神疲力倦、腰酸膝软、头眩耳鸣、舌淡、苔白、脉虚无力等为特征

治法——温肾化气摄水

用方——肾气丸

3. 难点

此处"男子"有强调肾虚之音（见本书"虚劳病"篇4条），说明下消病机重点在肾。但下消临床有偏于肾阴（精）虚、肾阳（气）虚，及阴阳两虚之不同，应注意区别对待。

二、小便不利

证治★★★

（一）膀胱气化不行

1. 原文

脉浮，小便不利，微热消渴者，宜利小便发汗，五苓散主之。(4)

渴欲饮水，水入则吐者，名曰水逆[1]，五苓散主之。(5)

2. 词解

[1] 水逆：此指饮水即吐。

3. 精析

病机——膀胱气化不利

症状 {
　小便不利 —— 膀胱气化不利
　脉浮 —— 表邪未解,膀胱气化失职
　微热消渴 —— 气化失职,不能化津上承
　渴欲饮水,水入即吐 —— 影响于胃,胃气上逆
}

治法——化气利水

用方——五苓散

4. 难点

两条均有水停,病机上略有不同,但总以小便不利为主症,消渴为兼症。

(二) 上燥下寒水停

1. 原文

小便不利者,有水气[1],其人若(校勘为"苦")渴,栝楼瞿麦丸主之。(10)

2. 词解

[1] 水气:此指水湿之邪。

3. 精析

病机——上燥下寒,阳虚水停

症状 {
　小便不利,有水气 —— 肾阳虚衰,水湿内停
　其人苦渴 —— 上焦燥热
　并可见下肢浮肿、腰腹畏冷等症
}

治法——润燥生津、温阳利水

用方——栝楼瞿麦丸

（三）湿热夹瘀，脾肾亏虚

1. 原文

小便不利，蒲灰散主之；滑石白鱼散、茯苓戎盐汤并主之。（11）

2. 精析

表18　蒲灰散证、滑石白鱼散证、茯苓戎盐汤证证治

	蒲灰散证	滑石白鱼散证	茯苓戎盐汤证
病机	湿热瘀阻，膀胱气化不行 偏于瘀结	偏于湿阻	脾虚湿盛，肾虚有热
症状	小便不利，尿血，尿道 灼热刺痛，小腹拘急胀 满等		小便不利，余沥不尽，溲时 轻微刺痛，或有少量尿血等
治法	凉血化瘀，泄热利湿 偏于消瘀止血	偏于利湿通尿	益肾清热，健脾利湿

3. 难点

蒲灰散中的蒲灰多认为是指蒲黄。

（四）水热互结伤阴

1. 原文

脉浮，发热，渴欲饮水，小便不利者，猪苓汤主之。（13）

2. 精析

病机——水热互结，郁热伤阴

症状 $\begin{cases} 小便不利 —— 水热互结，气化不行 \\ 脉浮发热 —— 郁热外蒸 \\ 渴欲饮水 —— 郁热伤阴 \end{cases}$

治法——滋阴清热利水

用方——猪苓汤

三、淋病

主症（石淋）★★

1. 原文

淋之为病，小便如粟状[1]，小腹弦急[2]，痛引脐中[3]。
（7）

2. 词解

[1] 小便如粟状：小便排出粟状之物。

[2] 弦急：拘急。

3. 精析

主症——小便淋沥刺痛，并向上放射到脐部，可排出如
　　　　粟状小砂石类物，小腹弦急胀痛等

治禁 ★★

1. 原文

淋家[1]不可发汗，发汗则必便血[2]。（9）

2. 词解

[1] 淋家：久患淋病之人。

[2] 便血：此指尿血。

3. 精析

淋家 { 禁汗 / 误汗（尿血） } 久患淋病，阴常不足。汗为阴液，误汗可使阴液更损，邪热愈盛，灼伤阴络，迫血妄行

水气病脉证并治第十四

★了解水气病的概念、成因、分类，五脏水的症状和病机特点，水分与血分的区别

★★熟悉风水、皮水、正水、石水、黄汗的病因病机和临床表现

★★★掌握水气病的治疗原则，风水与皮水的辨证论治，水在气分的正治

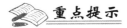 **重点提示**

概念及成因 ★

水气病，指因水湿内停导致以水肿为主症的病证。相当于今之水肿病。该病的病因，在本篇主要讨论有风、水、湿、热诸种因素；其病机，主要责之于肺、脾、肾、三焦的功能失常，以至水停不化，泛溢全身。

分类 ★

可分为四水与黄汗、五脏水等。

四水与黄汗 ★★

1. 原文

师曰：病有风水、有皮水、有正水、有石水、有黄汗。风水，其脉自浮，外证骨节疼痛，恶风；皮水，其脉亦浮，外证胕肿[1]，按之没指，不恶风，其腹如鼓（校勘为"如故而不满"），不渴，当发其汗。正水，其脉沉迟，外证自喘；石水，其脉自沉，外证腹满不喘。黄汗，其脉沉迟，身发热，胸满，四肢头面肿，久不愈，必致痈脓。(1)

寸口脉沉滑者，中有水气，面目肿大，有热，名曰风水。视人之目窠上微拥[2]，如蚕（校勘为无"蚕"字）新卧起状，其颈脉[3]动，时时咳，按其手足上，陷而不起者，风水。(3)

太阳病，脉浮而紧，法当骨节疼痛，反不疼，身体反重而酸，其人不渴，汗出即愈，此为风水。恶寒者，此为极虚，发汗得之。渴而不恶寒者，此为皮水，身肿而冷，状如周痹[4]。胸中窒，不能食，反聚痛，暮躁不得眠，此为黄汗，

痛在骨节。咳而喘，不渴者，此为脾胀，其状如肿，发汗即愈。然诸病此者，渴而下利，小便数者，皆不可发汗。（4）

2. 词解

[1] 胕肿：胕与肤通，指肌肤浮肿。

[2] 目窠上微拥：指眼胞微肿。

[3] 颈脉：指足阳明人迎脉，在喉结两旁。

[4] 周痹：病名。以全身上下游走性疼痛为主症。

3. 精析（表19）

根据引起水肿重点病变脏腑的不同，而将水肿病划分为风水、皮水、正水与石水四种。至于黄汗则以汗出色正黄如黄柏之汁为特征。

表19　四水、黄汗之主症与病机归纳

类别	病机		脉症
风水	风邪袭表	肺失通调	脉浮，恶风，骨节疼痛，面目肿，迅及全身
皮水	肺失通调	脾失健运	脉浮，不恶风，四肢肿，按之凹陷，腹如故而不满
正水	脾肾阳虚	水湿泛滥	脉沉迟，腹满而喘（身肿）
石水	阳虚寒凝	结于下焦	脉沉，腹满不喘（身肿）
黄汗	营卫郁滞	湿热熏蒸	脉沉迟，汗出黄，发热，身肿，骨节疼痛等

4. 难点

风水皮水病位均偏表，其治疗当因势利导，采用汗法；正水石水病位均偏里，均有脉沉、腹满，但正水有喘，石水不喘。

　　黄汗病因其可出现"四肢头面肿"症，与水肿类似，故亦归入本篇讨论。

五脏水（表20）★

　　所谓五脏水，是病及五脏，而出现水气内停的各种证候。

表20　五脏水主症与病机归纳

类别	病机	脉症
心水	心阳虚衰，水气凌心	身重而少气，不得卧，烦而躁，其人阴肿
肝水	肝失疏泄，气滞水停	腹大，不能自转侧，胁下腹痛，时时津液微生，小便续通
肺水	肺失通调，水溢肌表	身肿，小便难，时时鸭溏
脾水	脾阳虚衰，水湿停溢	腹大，四肢苦重，津液不生，但苦少气，小便难
肾水	肾阳虚衰，水湿内聚	腹大，脐肿腰痛，不得溺，阴下湿如牛鼻上汗，其足逆冷，面反瘦

　　五脏水可根据其主病脏腑及证候表现而分属于四水分类法中的四水。

水分与血分（表21）★

　　根据经闭与水肿的因果先后关系，而将水气病划分为血分与水分。归纳其主症与预后如下：

表 21　水分、血分之主症与预后归纳

	主症	预后
血分	经水前断，后病水	此病难治——病情深重，病因复杂
水分	先病水，后经水断	此病易治——去水，其经自下

治法★★★

（一）利小便法、发汗法

1. 原文

师曰：诸有水者，腰以下肿，当利小便；腰以上肿，当发汗乃愈。（18）

2. 精析（表22）

表 22　治法、适应证与理由

治法	适应证		理由
发汗法	腰以上肿	病在上，属阳，偏表	使水从汗而解为治
利小便法	腰以下肿	病在下，属阴，偏里	使水从小便而去为治

3. 难点

发汗、利小便均属祛邪治标之法，其从不同的路径驱邪，体现了因势利导思想。同时因人体表里、上下是统一的整体，彼此间可相互影响，故发汗时，可酌配少量分利小便之品；利小便时，可酌配少量发散宣肺之品，贵在分别主次，灵活运用。

（二）攻下逐水法

1. 原文

夫水病人，目下有卧蚕[1]，面目鲜泽，脉伏，其人消

渴[2]。病水腹大，小便不利，其脉沉绝[3]者，有水，可下之。（11）

2. 词解

[1] 目下有卧蚕：形容眼胞肿胀，犹如蚕卧在上面一样。

[2] 消渴：此指口渴多饮的症状，非病名。

[3] 脉沉绝：脉沉甚，为水势太盛之象。

3. 精析

治法——可下之——攻逐水湿法

适应病证——水气病正盛邪实，水湿壅盛之病水腹大，小便不利，脉沉绝等

4. 难点

教材将本条分为两节理解，即目下有卧蚕，面目鲜泽者用汗法；病水腹大，小便不利者用攻逐之法。

攻逐水湿法宜水气壅盛之实证，然水盛常与阳气虚有关，如证属邪实正虚，可采用攻补兼施之法。

证治★★★

一、风水

（一）表虚

1. 原文

风水，脉浮身重，汗出恶风者，防己黄芪汤主之。腹痛加芍药。（22）

2. 精析

病机——风水在表，卫表气虚

$$脉症\begin{cases}脉浮，身重（肿）——风水在表\\汗出恶风——卫表气虚\end{cases}$$

治法——益气固表，利水消肿

用方——防己黄芪汤

3. 难点

本条与本书"痉湿暍病"篇仅"湿"与"水"一字之异，均用防己黄芪汤，在湿病时主治风湿在表，以关节疼痛为主症；本条为风水犯表，以一身面目肿、按之凹陷不起为主症。二者均属表虚不固，病机相类，故一方通治。

（二）夹热

1. 原文

风水恶风，一身悉肿，脉浮不渴（校勘为"而渴"），续自汗出，无大热，越婢汤主之。(23)

2. 精析

病机——风水在表，久郁化热

$$脉症\begin{cases}恶风，一身悉肿，脉浮——风水在表\\渴，续自汗出，无大热——邪郁化热\end{cases}$$

治法——散邪清热，发越水气

用方——越婢汤

3. 难点

原文中"无大热"看似与热证不符，但此乃是续自汗出，热随汗泄之故，实为外无大热而里仍郁热。

二、皮水

（一）夹热

1. 原文

里水（校勘为"皮水"）者，一身面目黄肿（校勘为"洪肿"），其脉沉，小便不利，故令病水。假如小便自利，此亡津液，故令渴也。越婢加术汤主之。（5）

2. 精析

病机——肺脾失司，水郁化热

脉症——一身面目洪肿，小便不利，脉沉

鉴别——假如小便自利，渴——此亡津液，当忌汗法
　　　　　散水

治法——发汗散水，兼清郁热

用方——越婢加白术汤

（二）表实

1. 原文

里水，越婢加术汤主之；甘草麻黄汤亦主之。（25）

2. 精析

皮水治法 { 表实夹热——发散水气，兼清郁热——越婢
　　　　　　　　加术汤
　　　　　 表实夹热——宜散水气——甘草麻黄汤

（三）气虚阳郁

1. 原文

皮水为病，四肢肿，水气在皮肤中，四肢聂聂动[1]者，防己茯苓汤主之。（24）

2. 词解

[1] 聂聂动：形容动而轻微。聂聂：《辞源》："轻虚平和貌。"《素问·平人气象论》："平肺脉来，厌厌聂聂，如落榆荚，曰肺平。"厌厌（yān yān）：安静和悦貌。

3. 精析

病机——水在皮肤——水溢肌肤，气虚阳郁

症状 { 四肢肿——水溢肌肤
      四肢聂聂动——水遏阳气，正邪相争

治法——益气通阳，分消水湿

用方——防己茯苓汤

4. 难点（表22）

表22 防己黄芪汤证与防己茯苓汤证比较

	防己茯苓汤证	防己黄芪汤证
主症	四肢肿，四肢聂聂动，小便不利	脉浮身重（肿），汗出恶风，小便不利
病机	皮水停溢，气虚阳郁	风水在表，卫表气虚
治法	益气通阳，分消水湿	益气固表，利水除湿
用药	防己、黄芪、茯苓、桂枝、甘草	防己、黄芪、白术、甘草、大枣、生姜

（四）湿盛阳郁

1. 原文

厥而皮水者，蒲灰散主之。（27）

2. 精析

病机——水湿停聚，湿热壅遏

症状——水肿按之没指，厥（手足不温），小便短少色
　　　　黄，不恶风寒，舌苔黄腻

治法——清利湿热，通利小便

方药——蒲灰散

三、气分病

1. 原文

气分，心下坚，大如盘，边如旋杯，水饮所作，桂枝去
芍药加麻辛附子汤主之。(31)

心下坚，大如盘，边如旋盘，水饮所作，枳术汤主之。(32)

2. 精析（表23）

表23　气分病证治

		桂枝去芍药加麻辛附子汤证	枳术汤证
证候	主症	心下坚，大小如盘，边缘如旋杯，光滑清楚	
	兼症	手足逆冷，腹满肠鸣，恶寒身冷，骨节疼痛	脘腹痞满而胀
病机		阳虚寒盛，水寒凝结	脾虚气滞，水饮痞结
治法		温阳散寒，行气利水	行气散结，健脾化饮

3. 难点

关于此两条证候，注家多以覆杯解旋杯，但不能解释旋盘，
亦不能解释"边如"。此两条应是对由水饮所致腹部积块的体征
描述。强调"旋（圆）"是因其时杯盘不尽为圆形之状，在此借
以用来表示积块的表面光滑，境界清楚，与周围无粘连。

黄疸病脉证并治第十五

★ 了解黄疸的概念、分类

★★ 熟悉黄疸的病因病机与辨证

★★★ 掌握黄疸病的辨证论治及兼证与变证的证治

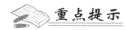 **重点提示**

概念★

《金匮要略》黄疸病含义广泛，包括以身目发黄为主症的谷疸、酒疸；以肾之真脏色——黑色外现，并肾虚见症为主症的女劳疸；及以肌肤萎黄为主症的虚黄等。其中以湿热发黄为重点。

病因病机与辨证★★

1. 原文

寸口脉浮而缓，浮则为风，缓则为痹，痹非中风，四肢苦烦[1]，脾色必黄，瘀热以行。(1)

阳明病，脉迟者，食难用饱，饱则发烦头眩，小便必难。此欲作谷疸。虽下之，腹满如故，所以然者，脉迟故也。(3)

脉沉，渴欲饮水，小便不利者，皆发黄。(9)

腹满，舌痿黄，躁不得睡，属黄家。舌痿疑作身痿 (10)

2. 词解

[1] 四肢苦烦：四肢重滞不舒之意。

3. 精析（表24）

表24　黄疸病因病机与辨证

病　因	病　机	辨　证
湿热	脾色必黄，瘀热以行	黄色鲜明，四肢苦烦，腹满或腹痛拒按，口渴欲饮，大便干结或溏而不爽，色酱黄，小便黄赤不利，舌偏红，苔黄腻，脉滑数有力

续表

病因	病机	辨证
寒湿	太阴（脾）寒湿	黄色晦暗，腹满按之濡，手足清冷，畏寒，口渴不欲饮或喜热饮，大便溏薄，小便淡黄，苔白腻，脉沉迟

4. 难点

《金匮要略》认为，黄疸的病变脏腑主要责之于脾。这一点与临床辨证治疗相合。"脾色必黄，瘀热以行"之"瘀"有瘀血之瘀与通"郁"两种解释，教材的提法属前者。

原文第 10 条亦有认为是湿热发黄者。

分类（表25）★

表25　黄疸分类与主症

谷疸	中焦湿热，熏蒸发黄	身体尽黄，小便不通，谷气不消，食谷即眩，趺阳脉紧数
酒疸		黄疸，小便不利，心中懊憹而热，不能食，时欲吐
女劳疸	肾阴虚损，肾色外现	额上黑，微汗出，手足中热，薄暮即发，膀胱急，小便自利，尺脉浮为伤肾

《金匮要略》对黄疸病是根据病因进行分类的，此法现已为阳黄、阴黄分类法取代。

证治★★★

(一) 谷疸

1. 原文

谷疸之为病，寒热不食，食即头眩，心胸不安，久久发黄，为谷疸，茵陈蒿汤主之。(13)

2. 精析

病机——湿热蕴结

症状——寒热不食、食则头眩、心胸不安——湿热交蒸而上冲

治法——清泄湿热

用方——茵陈蒿汤

3. 难点

从"久久发黄"可以看出，湿热发黄有一个郁蒸的过程，如及时清热利湿，可避免黄疸的发生。

(二) 酒疸

1. 原文

酒黄疸，心中懊侬或热痛，栀子大黄汤主之。(15)

2. 精析

病机——湿热蕴结，热重于湿

症状——心中懊侬、心中热痛——湿热上蒸，阻滞气机

治法——泄热除烦

用方——栀子大黄汤

（三）女劳疸

1. 原文

黄家日晡所发热，而反恶寒，此为女劳得之。膀胱急，少腹满，身尽黄，额上黑，足下热，因作黑疸。其腹胀如水状，大便必黑，时溏，此女劳之病，非水也。腹满者难治。硝石矾石散主之。（14）

2. 精析

病机——肾虚肾色外现，夹有瘀血湿热

症状
- 额上黑——女劳之疸，肾色外现
- 日晡所恶寒，为女劳得之——肾阳不足
- 足下热——肾阴不足
- 膀胱急，少腹满，腹胀如水状，大便黑，时溏 ——瘀热内结
- 黄家，身尽黄——湿热留恋

治法——先治其标，缓图固本。治标法当消瘀化湿

用方——硝石矾石散

预后——腹满者难治——脾肾两败，水饮内停

（四）黄疸

1. 原文

黄疸腹满，小便不利而赤，自汗出，此为表和里实，当下之，宜大黄硝石汤。（19）

黄疸病，茵陈五苓散主之。

2. 精析（表 26）

表 26 湿热黄疸证治

方证	病机		症状	治法
茵陈蒿汤证	湿热并重	湿热发黄	寒热，不食，食即头眩，心胸不安	清热利湿退黄
栀子大黄汤证	热重于湿		心中懊憹或热痛，大便难，身热不眠	泄热除烦
大黄硝石汤证	热盛里实	湿热发黄	腹满便结，小便短赤	通腑泄热，除黄
茵陈五苓散证	湿重于热		形寒发热，食欲减退，苔腻不渴	利湿退黄

（黄疸鲜明，小便不利）

（五）兼变证

1. 原文

诸病黄家，但利其小便；假令脉浮，当以汗解之，宜桂枝加黄芪汤主之。（16）

诸黄，腹痛而呕者，宜柴胡汤。必小柴胡汤，方见呕吐中。（21）

诸黄，猪膏发煎主之。（17）

黄疸病，小便色不变，欲自利，腹满而喘，不可除热，热除必哕。哕者，小半夏汤主之。（20）

2. 精析（表27）

表27　黄疸兼变证证治

兼变证	症状	治法	用方
兼表虚证	黄疸，恶寒发热，脉浮自汗	和营解表，补益正气	桂枝加黄芪汤
兼少阳证	黄疸，往来寒热，胸胁苦满，腹痛而呕	和解少阳	小柴胡汤
兼燥结血瘀证	黄疸，大便燥结，目青面黑	润燥化瘀	猪膏发煎
误治成哕	哕逆，黄疸小便色不变，欲自利，腹满喜按	温胃化饮，降逆止哕	小半夏汤

3. 难点

因为《金匮要略》黄疸含义所指宽泛，对此处几条原文黄疸的理解，注家多有不同看法。如有认为16条应是气血不足萎黄病人之复感外邪证，若属湿热表实之黄疸，则宜麻黄连翘赤小豆汤；21条所用应是大柴胡汤；17条诸黄当为萎黄等。

第16条提出黄疸病的治法是"但当利其小便"，因为黄疸无论是湿热或是寒湿发黄，一个湿字是共同的，因其湿为里湿，"治湿不利小便，非其治也"，故以利小便为法。

惊悸吐衄下血胸满瘀血
病脉证治第十六

★了解惊、悸、吐、衄、下血、瘀血病证的概念及合篇的意义

★★熟悉惊悸的成因及证治，吐、衄、下血的成因及预后

★★★掌握吐、衄、下血的辨证论治及瘀血的脉症

重点提示

概念★

惊是惊恐，精神不定，卧起不安；悸是自觉心中跳动不安。惊之证发于外，有所触而动曰惊；悸之证发于内，无所触而动曰悸。但惊与悸每多相兼而见，故常并称。

吐、衄、下血、瘀血均属血证范畴。由于出血的机理和部位不同，而分为吐血、衄血、下血等。

合篇的意义★

惊悸、吐、衄、下血和瘀血，皆与心和血脉有密切联系，故合在一篇讨论。至于胸满，则是瘀血的伴见症状，不是独立的病证。

一、惊悸

成因与证治★★

1. 原文

寸口脉动而弱，动即为惊，弱则为悸。（1）

火邪者，桂枝去芍药加蜀漆牡蛎龙骨救逆汤主之。（12）

心下悸者，半夏麻黄丸主之。（13）

2. 精析

（1）成因 $\begin{cases} 气血不足，复受惊恐 \\ 误用火劫 \\ 水饮内停 \end{cases}$

（2）证治（表28）

表28 惊悸证治

方证	病机	症状	治法
桂枝去芍药加蜀漆牡蛎龙骨救逆汤证	过汗伤阳，心神浮越	心悸、惊狂、卧起不安等	温通心阳，镇惊安神
半夏麻黄丸证	水饮内停，胃阳被遏	心下悸动，胸脘痞闷，咳唾清稀痰涎，舌苔白滑	蠲饮通阳，降逆定悸

二、吐衄下血

成因★★

1. 原文

夫酒客[1]咳者，必致吐血，此因极饮过度所致也。(7)

2. 词解

[1] 酒客：长期饮酒之人。

3. 精析

吐血成因——极饮过度酒客，咳——饮酒过度，湿热蕴
　　　　　　　　　　郁，灼伤血络

预后★★

1. 原文

师曰：尺脉浮，目睛晕黄[1]，衄未止；晕黄去，目睛慧
了[2]，知衄今止。(2)

夫吐血，咳逆上气，其脉数而有热，不得卧者，死。(6)

2. 词解

[1] 目睛晕黄：有两个含义，其一指望诊可见病人黑睛

周围晕黄；其二指患者自觉视物昏黄不清。

〔2〕目睛慧了：明晰清楚。

3. 精析

预后

危笃——吐血，呼吸困难，不得安卧，脉数有热
　　——阴虚火旺，迫血妄行，终将气随血脱，阴
　　　　竭阳越
衄未止——尺脉浮，目睛晕黄——肝肾阴虚，虚火
　　　　妄动，迫血妄行
衄将止——晕黄去，目睛慧了——阴复火降，热退
　　　　血宁

4. 难点

条文以目睛晕黄的变化来判断衄血预后的方法，临证尚
应结合其他症状综合判断。

证治★★★

1. 原文

吐血不止者，柏叶汤主之。（14）

心气不足（校勘为"不定"），吐血、衄血，泻心汤主
之。（17）

下血，先便后血，此远血也，黄土汤主之。（15）

下血，先血后便，此近血也，赤小豆当归散主之。（16）

2. 精析

表29　吐衄下血证治

病证	病机	脉症	治法	用方
吐血	中气虚寒，气不摄血	吐血不止，血色暗淡，面白无华，手足不温，舌淡，脉虚弱无力	温中止血	柏叶汤
	心火亢盛，迫血妄行	吐血、衄血，血色鲜红，来势急，面红口渴，神烦便秘，舌红苔黄，脉洪数	凉血止血	泻心汤
下血	脾气虚寒，气不摄血	便血，下血暗紫稀薄，便溏腹痛，面色无华，神疲懒言，手足不温，舌淡脉细	温脾摄血	黄土汤
	大肠湿热，迫血下行	便血，色鲜红或有黏液，大便不畅，苔黄腻，脉数	清热利湿活血止血	赤小豆当归散

3. 难点

以下血与大便的先后关系判断出血部位的方法不是绝对的，不可拘泥。

三、瘀血

瘀血脉症★★★

1. 原文

病人胸满，唇痿舌青，口燥，但欲漱水不欲咽，无寒热，

脉微大来迟，腹不满，其人言我满，为有瘀血。(10)

2. 精析

$$
脉症\begin{cases}
脉微大来迟（涩）——血行迟滞\\
胸满，腹不满，其人言我满——气机\\
\quad 不畅\\
唇痿舌青——新血不生，不能外荣\\
口燥，但欲漱水，不欲咽——津不上承\\
无寒热——非外感之表证
\end{cases}瘀血内停
$$

呕吐哕下利病脉证治第十七

★了解呕吐、哕、下利的概念及合篇的意义

★★熟悉呕吐、哕、下利的病因病机、治疗法则和治禁

★★★掌握呕吐、哕、下利的辨证论治

重点提示

概念★

呕吐指因胃失和降，气逆于上，使饮食、痰涎等物自胃中上涌，从口而出的一类病证。一般有声有物为呕，有物无声为吐，临床常将二者并称。

哕即呃逆。指胃气冲逆而上，喉间呃呃作声，不能自制之病证。

下利包括泄泻和痢疾。

合篇的意义★

呕吐、哕、下利三病证病位上多属胃肠疾患，且可互为影响，合并发病；病机上多责之脾胃升降失常；在辨证上皆以脾胃为中心；在治疗上以恢复升降为原则等，故合为一篇讨论。

呕　吐

成因和脉症　★★

1. 原文

先呕却渴者，此为欲解。先渴却呕者，为水停心下，此属饮家。

呕家本渴，今反不渴者，以心下有支饮故也，此属支饮。(2)

问曰：病人脉数，数为热，当消谷引食，而反吐者何也？师曰：以发其汗，令阳微，膈气[1]虚，脉乃数。数为客热[2]，不能消谷，胃中虚冷故也。

脉弦者虚也，胃气无余，朝食暮吐，变为胃反[3]。寒在于上，医反下之，今脉反弦，故名曰虚。（3）

趺阳脉浮而涩，浮则为虚，涩则伤脾，脾伤则不磨，朝食暮吐，暮食朝吐，宿谷不化，名曰胃反。脉紧而涩，其病难治。（5）

2. 词解

［1］膈气：指宗气。

［2］客热：即虚热或假热，是相对实热真热而言。

［3］胃反：病证名，以朝食暮吐、暮食朝吐、宿谷不化为特征。

3. 精析（表 30）

表 30　呕吐成因与脉症

病因病机	脉症
饮邪内停	呕家不渴；或先渴却呕
胃阳受损	朝食暮吐，暮食朝吐，宿谷不化，脉弦数无力，或趺阳脉浮涩

治则与禁忌 ★★

1. 原文

夫呕家有痈脓，不可治呕，脓尽自愈。（1）

病人欲吐者，不可下之。（6）

2. 精析（表 31）

表 31　呕吐治则与禁忌

治则	治法	治禁
因势利导，审因论治	催吐	忌单纯止呕，不可下之
	如胃有痈脓——除痈排脓，和胃止呕	忌单纯止呕，不可下之
	如胃有停饮——化饮除湿，和胃止呕	忌单纯止呕，不可下之
	如腑气不通，浊气上冲——通下	忌单纯止呕

★ 证治 ★★★

一、寒证

（一）肝胃虚寒

1. 原文

呕而胸满者，茱萸汤主之。(8)

干呕，吐涎沫，头痛者，茱萸汤主之。(9)

2. 精析

病机——肝胃虚寒，寒饮上逆

症状——呕而胸满，或干呕，吐涎沫，头（多在颠顶）痛

治法——温中散寒，化饮降逆

用方——茱萸汤

（二）阴盛格阳

1. 原文

呕而脉弱，小便复利，身有微热，见厥者难治，四逆汤

主之。(14)

2. 精析

病机——脾肾阳虚，阴盛格阳

脉症 {
呕而脉弱——脾肾阳虚，阴寒上逆
小便复利——肾虚不摄
身有微热——阴盛于内，内有真寒，格阳于外
}

治法——回阳救逆

用方——四逆汤

预后——见厥者难治——阴盛阳微，阳气欲脱

（三）虚寒胃反

1. 原文

胃反呕吐者，大半夏汤主之。(16)

2. 精析

病机——脾胃虚寒，不能腐熟，肠中燥结

症状——胃反呕吐，以朝食暮吐、暮食朝吐、心下痞硬、大便燥结如羊屎为特征

治法——和胃降逆，补虚润燥

用方——大半夏汤

二、热证

（一）热郁少阳

1. 原文

呕而发热者，小柴胡汤主之。(15)

2. 精析

病机——少阳邪热，迫犯胃气

症状——呕而发热，寒热往来，口苦咽干，胸胁苦满，
　　　　脉弦数，苔薄黄等

治法——疏解清热，和胃降逆

用方——小柴胡汤

（二）胃肠实热

1. 原文

食已即吐者，大黄甘草汤主之。（17）

2. 精析

病机——胃肠实热，腑气不通，逆而上冲

症状——食已即吐，大便干结，或秘结，口渴，舌红苔
　　　　黄，脉数有力

治法——泄热去实

用方——大黄甘草汤

3. 难点

"食已即吐"与"朝食暮吐"都是从呕吐距进食间隔的
时间进行辨证的方法，临床应结合其他证候综合判断。

（三）热结饮阻

1. 原文

吐后，渴欲得水而贪饮者，文蛤汤主之；兼主微风，脉
紧，头痛。（19）

2. 精析

病机——饮热互结

症状 $\left\{\begin{array}{l}\text{吐后，渴欲得水，饮水不止而贪饮}\\\text{并可治饮热内结，夹有表寒的头痛脉紧}\end{array}\right.$

治法——发散祛邪，清热止渴

用方——文蛤汤

（四）热利兼呕

1. 原文

干呕而利者，黄芩加半夏生姜汤主之。（11）

2. 精析

病机——湿热内扰，迫犯胃气

症状——干呕而利，伴见腹痛，利下热臭垢积，肛门
　　　　灼热，小便黄赤等

治法——清热止利，和胃降逆

用方——黄芩加半夏生姜汤

三、寒热错杂

1. 原文

呕而肠鸣，心下痞者，半夏泻心汤主之。（10）

2. 精析

病机——寒热互结，升降失常

症状 $\begin{cases} 上——呕——胃气上逆 \\ 中——心下痞——寒热互结 \\ 下——肠鸣、泄泻——脾失健运 \end{cases}$

治法——开结除痞，和胃降逆

用方——半夏泻心汤

3. 难点

中焦为升降之枢纽，本条寒热互结于中，以"心中痞"
为辨证关键。用药特点是辛苦寒热并用，后世的所谓辛开苦
降法即源于此。

四、饮证

（一）寒饮呕吐

1. 原文

诸呕吐，谷[1]不得下者，小半夏汤主之。（12）

2. 词解

[1] 谷：泛指饮食物。

3. 精析

病机——寒饮上逆，胃失和降

症状——呕吐，谷不得下，心下痞，口不渴

治法——散寒化饮，和胃降逆

用方——小半夏汤

（二）饮阻气逆

1. 原文

胃反[1]，吐而渴欲饮水者，茯苓泽泻汤主之。（18）

2. 词解

[1] 胃反：此指反复呕吐之意。非指虚寒胃反病证。

3. 精析

病机——脾虚不运，胃有停饮

症状——呕吐清涎，吐后作渴，口渴引饮，饮入复吐，
　　　　反复交替

治法——健脾利水，化气散饮

用方——茯苓泽泻汤

4. 难点

口渴是由于饮阻气机，气不化津，津不上承所致，呕虽

能排除部分停饮，但由于脾胃阳气本虚，饮入之水可复积为饮，以致形成反复呕吐，口渴不止的恶性循环，其根源是脾胃阳气虚弱，胃中停饮。

"渴欲饮水，水入则吐，名曰水逆，五苓散主之"与本条"胃反，吐而渴欲饮水"相似。但五苓散证重点在于膀胱气化不利，以小便不利为主症，治以化气利水；本证重点在于脾虚不运，胃有停饮，以呕渴并见为主症，治以温胃化饮止呕。

（三）寒饮搏结胸胃

1. 原文

病人胸中似喘不喘，似呕不呕，似哕不哕，彻心中愦愦然无奈[1]者，生姜半夏汤主之。(21)

2. 词解

[1] 彻心中愦愦然无奈：指自觉胸脘部烦闷不已，有无可奈何之感。彻，通彻、通联；心中，此指胸脘部位。

3. 精析

病机——寒饮内停，阻滞气机，闭郁胸阳

症状——似喘不喘，似呕不呕，似哕不哕，彻心中愦愦
　　　　然无奈

治法——辛散寒饮，舒展胸阳，畅达气机

用方——生姜半夏汤

4. 难点

生姜半夏汤与小半夏汤、干姜半夏散均为由半夏与姜组成的方剂，均主治寒饮停胃，胃失和降的呕吐，但因方中所用之"姜"有异，姜与半夏的用量关系（君臣关系）不同，其主治病证仍有所别，鉴别其方证如表32。

表32　小半夏汤证、干姜半夏散证与生姜半夏汤证比较

	小半夏汤证	干姜半夏散证	生姜半夏汤证
病机	寒饮停胃，以饮为主	寒饮停胃，中阳不足	寒饮停胃，气机被遏
症状	呕吐清涎，谷不得下，心下痞，口不渴	除"干呕，吐逆，吐涎沫"外，应还有中阳不足之见症	胸中似喘不喘，似呕不呕，似哕不哕，彻心中愦愦然无奈
治法	散寒化饮，和胃降逆	温中散寒，化饮降逆	辛散寒饮，畅达气机
用药特点	重用半夏，重在降逆化饮，配伍"走而不守"的生姜，重在化饮	用"守而不走"的干姜，且其用量与半夏等分相匹，以标本兼顾	重用生姜且取汁，以加强其辛开散结的作用

（四）呕后调治

1. 原文

吐而病在膈上，后思水者，解，急与之。思水者，猪苓散主之。（13）

2. 精析

病机——病在膈上——脾失运化，饮停于胃

症状 $\Bigg\{$ 呕吐后口渴思水欲饮——饮阻阳气，气不化津，津不上承

　　　　　并见心下痞，小便不利等

治法——健脾利水

用方——猪苓散

3. 难点

关于"思水者，解"的判断，认为是饮去阳复，亦即本篇第 2 条所谓"先呕却渴者，为欲解"之意，故曰"解"。但应该注意的是，呕吐后思水者，并不尽属病解之兆。关于"急与之"含义，注家大致有与水，使其少少饮水自救，和与猪苓散善后两种看法。从猪苓散的角度而言，是针对饮停于胃而出的治方。其饮停于胃的诊断，主要是来自于呕吐物的内容、舌苔脉象及其他证候表现，而不能局限拘泥于呕吐与口渴出现的前后关系。

（五）阳虚饮停

1. 原文

干呕，吐逆，吐涎沫，半夏干姜散主之。（20）

2. 精析

病机——中阳不足，寒饮内停

症状——干呕，吐逆，吐涎沫

治法——温中散寒，降逆止呕

用方——半夏干姜散

哕

治则与治禁★★

1. 原文

哕而腹满，视其前后[1]，知何部不利，利之即愈。（7）

2. 词解

[1] 前后：此指大、小便。

3. 精析（表33）

表33 哕治则

治则	治法	适应病证
利之	通导大便	肠腑不通，浊气下降之大便不通，腹满而哕
	通利小便	水湿停聚，气机上逆之小便不通，腹满而哕

4. 难点

由腹满引起的呃逆，采用"利之"的治法，仅适用于实证；不可用于虚证，尤其是久病、重病之后的虚证呃逆，更应谨慎。

证治★★★

一、胃寒气逆

1. 原文

干呕哕，若手足厥者，橘皮汤主之。(22)

2. 精析

病机——寒邪客胃，胃气上逆

症状 $\begin{cases} 干呕，哕——胃寒气逆 \\ 手足厥——胃阳被遏 \end{cases}$

治法——散寒降逆，通阳和胃

用方——橘皮汤

3. 难点

本证之手足厥，是因胃阳被郁所致，而非阳虚，一般只有轻度的寒冷感，为暂时性的，应与阳虚阴盛的四逆汤证之厥逆加以区别。

二、胃虚有热

1. 原文

哕逆者，橘皮竹茹汤主之。（23）

2. 精析

病机——胃虚有热，气逆上冲

症状——呃逆，虚烦不安，少气，口干，手足心热，脉
　　　　虚数等

治法——补虚清热，和胃降逆

用方——橘皮竹茹汤

下　利

治法与治禁★★

一、湿滞气利治法

1. 原文

下利气[1]者，当利其小便。（31）

2. 词解

[1] 下利气：下利而有矢气，气随利矢，频频不已。

3. 精析

治法——利其小便，以实大便（分利肠中湿邪，使从膀
　　　　胱而去）

适应病证——脾虚湿停，阻滞气机，蕴郁肠道之下利气

4. 难点

本法即后世"急开支河"之法。

二、虚寒下利治禁

1. 原文

下利清谷，不可攻其表，汗出必胀满。（33）

2. 精析

治禁——禁用汗法解表

适应病证——脾肾阳虚，夹有表寒之下利清谷，恶寒

3. 难点

虚寒下利若不夹表证，则更不应以汗法治之。

证治 ★★★

一、寒证

（一）虚寒下利兼表证

1. 原文

下利腹胀满，身体疼痛者，先温其里，乃攻其表。温里宜四逆汤，攻表宜桂枝汤。（36）

2. 精析

病机——脾肾虚寒，兼有表寒

症状 { 下利，腹胀满——里气虚寒
　　　 身体疼痛——外有表邪

治法——先温其里，乃攻其表——急者先治，温散里寒，
　　　　后图解表

用方 { 温里宜四逆汤
　　　 解表宜桂枝汤

3. 难点

本条应与本篇 33 条、"脏腑经络先后病"篇 14 条结合理解。

（二）寒厥下利

1. 原文

下利清谷，里寒外热[1]，汗出而厥者，通脉四逆汤主之。(45)

2. 词解

[1] 里寒外热：此指阴盛格阳之假热。

3. 精析

病机——脾肾阳虚，阴盛格阳

症状 { 下利清谷——脾肾阳虚，水谷不化

　　　汗出而厥，身微热，面赤——里寒外热，阴盛格阳

治法——回阳救逆，通脉固脱

用方——通脉四逆汤

（三）虚寒肠滑气利

1. 原文

气利[1]，诃梨勒散主之。(47)

2. 词解

[1] 气利：指利下滑脱，大便随矢气而排出。

3. 精析

病机——中气下陷，气虚不固

症状——气利

治法——涩肠固脱

用方——诃梨勒散

（四）虚寒下利脓血

1. 原文

下利便脓血者，桃花汤主之。（42）

2. 精析

病机——脏气虚寒，气血不固，滑脱不禁

症状——下利便脓血，色暗不鲜，赤白相兼，腹痛喜温
　　　　喜按，精神不振，四肢逆冷，脉细弱无力，舌
　　　　淡苔白

治法——温中涩肠固脱

用方——桃花汤

二、热证

（一）实积下利

1. 原文

下利三部脉皆平[1]，按之心下坚者，急下之，宜大承气汤。（37）

下利脉迟而滑者，实也，利未欲止，急下之，宜大承气汤。（38）

下利脉反滑者，当有所去，下乃愈，宜大承气汤。（39）

下利已差，至其年月日时复发者，以病不尽故也，当下之，宜大承气汤。（40）

下利谵语者，有燥屎也，小承气汤主之。（41）

2. 词解

[1] 三部脉皆平：指寸、关、尺三部皆现平人脉象。

3. 精析

病机——实积内结，热结旁流

脉症
- 下利，三部脉皆平，按之心下坚
- 下利，脉迟而滑
- 下利，脉反滑
- 下利已差，至其年月日时复发者
- 下利谵语

下利臭秽，泻下痛减或泻而不畅，脘——腹胀满疼痛拒按，舌苔黄燥厚腻，脉滑实有力

治法——通因通用——急下之

用方——大、小承气汤

4. 难点

小承气汤与厚朴三物汤、厚朴大黄汤组味相同，主治病证相似，但因其药量比例不一，使方剂的君臣关系出现变化，主治病证也同中有异，比较如表34。

表34 小承气汤证、厚朴三物汤证与厚朴大黄汤证比较

	小承气汤证	厚朴三物汤证	厚朴大黄汤证
病机	阳明腑实，热结旁流	气滞热结，气滞为主	痰饮结实
症状	燥屎不下，"下利"量少臭秽，潮热谵语	腹胀腹痛腹满，大便干结	腹满拒按，大便秘结，心下时痛
治法	通腑攻下	行气破气，通导肠腑	疏导肠胃，荡涤实邪
用方	小承气汤	厚朴三物汤	厚朴大黄汤
药物	大黄为主：大黄四两，厚朴二两，枳实三枚	厚朴为主：厚朴八两，大黄四两，枳实五枚	厚朴大黄为主：厚朴一尺，大黄六两，枳实四枚

（二）热利下重

1. 原文

热利下重者，白头翁汤主之。(43)

2. 精析

病机——湿热蕴结，腐灼肠络，气机阻滞

脉症——热利下重，滞下不爽，下利秽恶脓血腥臭，色
泽鲜明，肛门灼热，小便短赤，舌红苔黄，脉
弦滑而数等

治法——清热燥湿，凉血止利

用方——白头翁汤

（三）下利虚烦

1. 原文

下利后更烦，按之心下濡者，为虚烦也，栀子豉汤主之。
(44)

2. 精析

病机——余热未尽，内扰心神

症状——下利后更烦，按之心下濡

治法——透邪泄热，解郁除烦

用方——栀子豉汤

3. 难点

本条为下利后，胃肠有形实邪得去，无形邪热内扰，以
"虚烦"为主症。

疮痈肠痈浸淫病脉证
并治第十八

★ 了解痈肿、肠痈、金疮、浸淫疮的概念及合篇的意义

★★ 熟悉痈肿初起的脉症及辨脓法

★★★ 掌握肠痈的辨证论治

重点提示

概念★

痈肿，篇题"疮痈"在原文中为"痈肿"。痈多为热毒瘀结所致，有内、外之分，其发于体表皮肉者为外痈，如疮痈。

肠痈，内痈的一种，发于肠腑。

浸淫疮指浸淫蔓延，溢出黄水，痛痒难忍的一种皮肤病。浸淫，逐渐扩展。

合篇的意义★

因疮痈、肠痈、浸淫疮均为外科疾病，故合为一篇。

痈肿初起的脉症★★

1. 原文

诸浮数脉，应当发热，而反洒淅[1]恶寒，若有痛处，当发其痈。（1）

2. 词解

[1] 洒（xiǎn）淅：寒貌。教材解为形容如凉水洒淋身上一样，感到寒冷从脊背发出，不能自持。

3. 精析

脉症 $\begin{cases} \text{脉浮数，不发热，仅恶寒} \\ \text{加之局部有痛处，灼热红肿} \end{cases}$ $\begin{cases} \text{知非外感，为热毒壅} \\ \text{盛，营卫郁滞，当发} \\ \text{其痈} \end{cases}$

痈肿的辨脓法★★

1. 原文

师曰：诸痈肿，欲知有脓无脓，以手掩肿上，热者为有

脓，不热者为无脓。（2）

2. 精析

诸痈肿，欲知有脓无脓，以手掩肿上 $\begin{cases}\text{热者——为有脓}\\\text{不热者——为无脓}\end{cases}$

3. 难点

用触诊之热感辨痈肿有脓无脓，仅是辨脓方法之一，临证当从痈肿的软硬、陷起与否、痛与不痛、颜色的改变等方面综合判断。

肠痈证治 ★★★

（一）脓成证治

1. 原文

肠痈之为病，其身甲错[1]，腹皮急，按之濡，如肿状，腹无积聚，身无热，脉数，此为肠内有痈脓，薏苡附子败酱散主之。（3）

2. 词解

[1] 其身甲错：即肌肤甲错。

3. 精析

病机——热毒蕴聚，成痈化脓，耗伤气血

脉症 $\begin{cases}\text{腹皮急，按之濡，如肿状，腹无积聚，脉数——}\\\qquad\text{热毒蕴聚，成痈化脓，耗伤气血}\\\text{身无热——病在局部}\\\text{其身甲错——营血为耗，不荣于外}\end{cases}$

治法——振奋阳气，清热解毒，排脓消肿

用方——薏苡附子败酱散

（二）脓未成证治

1. 原文

肠痈者，少腹肿痞，按之即痛如淋，小便自调，时时发热，自汗出，复恶寒。其脉迟紧者，脓未成，可下之，当有血。脉洪数者，脓已成，不可下也。大黄牡丹汤主之。(4)

2. 精析

病机——热毒蕴结，血瘀成痈

脉症
{
少腹肿痞，按之即痛如淋，小便自调——热毒瘀结，酿痈化脓

时时发热，自汗出，复恶寒——热毒壅盛，邪正交争

脉迟紧——热伏血瘀，郁滞营血
}

治法——可下之——泄热破瘀，消肿排脓

用方——大黄牡丹汤

趺蹶手指臂肿转筋阴狐疝蛔虫病脉证治第十九

★了解趺蹶、手指臂肿、转筋、阴狐疝、蛔虫病的概念和合篇的意义

★★★掌握蛔虫病蛔厥的辨证论治

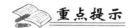 **重点提示**

概念★

跗蹶指足背僵直，行走不利，只能前行，不能后退的病证。"跗"，同"蚹"，足背也。"蹶"，僵也。

手指臂肿指手指臂部关节肿胀，并作震颤，全身肌肉也发生抽动的病证。

转筋指筋脉挛急的病证，多发生于四肢。

阴狐疝指阴囊肿大，时有时无，时上时下的病证。

蛔虫病指由蛔虫寄生于人体引起的病证。

合篇的意义★

本篇各病不便归类，又不至独立成篇，故列为一篇讨论。

★蛔厥证治

1. 原文

蛔厥[1]者，当吐蛔，令病者静而复时烦，此为脏寒，蛔上入膈，故烦。须臾复止，得食而呕，又烦者，蛔闻食臭出，其人当吐蛔。(7)

蛔厥者，乌梅丸主之。(8)

2. 词解

[1] 蛔厥：指蛔虫病，因腹痛剧烈而致的四肢厥冷。

3. 精析

病机——寒热错杂，蛔虫躁扰，此为脏寒，蛔上入膈
　　　　——蛔虫内扰，寒热错杂

症状——吐蛔，神情时静时烦，四肢厥冷——寒热错杂，
　　　　蛔动不安

治法——寒温并用，安蛔止厥

方药——乌梅丸

妇人妊娠病脉证并治第二十

★ 了解妇人妊娠病的范围、胎与癥病的鉴别、妊娠水气及小便难的证治

★★ 熟悉妊娠恶阻和胎动不安的证治

★★★ 掌握癥病的治法、妊娠下血和妊娠腹痛的辨证论治

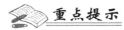 **重点提示**

妊娠病的范围 ★

妊娠病是指发生于妊娠期间，与妊娠有关的疾病，本篇主要讨论了如癥、胎的鉴别，妊娠恶阻、腹痛、下血、小便难、水气及胎动不安等病证的证治。

一、胎与癥的鉴别及癥病的治疗

1. 原文

妇人宿有癥病[1]，经断未及三月，而得漏下不止，胎动在脐上者，为癥痼害。妊娠六月动者，前三月经水利时，胎也。下血者，后断三月衃[2]也。所以血不止者，其癥不去故也，当下其癥，桂枝茯苓丸主之。（2）

2. 词解

[1] 宿有癥病：指素有腹内瘀阻积聚形成包块一类的疾病。

[2] 衃：指色紫而暗的瘀血，此作为癥病的互辞。

3. 精析

诊断与鉴别诊断（表35）★

表 35　癥病与妊娠的鉴别诊断

	癥病	妊娠
继往史	宿有癥病，闭经前三月月经失常	无继往病史，闭经前三月月经正常
现病史	闭经三月，复漏下不止	无

续表

	癥病	妊娠
胎动时间	经断未及三月	妊娠六月
胎动位置	经断未及三月，"胎"动脐上	妊娠六月，胎动脐下

癥病证治★★★

病机——癥积内阻，经血不能归经

治法——当下其癥——消瘀化癥

用方——桂枝茯苓丸

二、恶阻

证治★★

（一）轻证

1. 原文

师曰：妇人得平脉[1]，阴脉小弱[2]，其人渴[3]，不能食，无寒热，名妊娠，桂枝汤主之。于法六十日当有此证，设有医治逆者，却一月，加吐下者，则绝之。（1）

2. 词解

[1] 平脉：指平和无病之脉。

[2] 阴脉小弱：即尺脉稍显弱象。

[3] 其人渴：尤在泾《心典》："一作呕，亦通。"

3. 精析

病机——经血养胎，阴阳失调

脉症 {
　　妇人得平脉，唯阴脉小弱——胎元初结，
　　　　阴血归胞
　　其人呕，不能食——阴阳失调，胃气
　　　　不和
} 于法六十日，
当有此证

鉴别——无寒热——无外感表证

治法——调阴阳，和脾胃，平逆气

用方——桂枝汤

误治及预后——误治使呕吐更甚——暂停误治之药

4. 难点

"绝之"的理解有绝药、绝胎（中止妊娠）与绝病根等多种。

（二）重证

1. 原文

妊娠呕吐不止，干姜人参半夏丸主之。（6）

2. 精析

病机——寒饮中阻，脾胃虚寒

症状——呕吐不止，呕吐清水涎沫，口淡不渴，舌淡苔
　　　　白滑

治法——温中散寒，化饮降逆

用方——干姜人参半夏丸

3. 难点

半夏用于妊娠呕吐，应慎重。

三、腹痛

证治★★★

（一）阳虚寒盛

1. 原文

妇人怀娠六七月，脉弦发热，其胎愈胀，腹痛恶寒者，少腹如扇[1]，所以然者，子脏[2]开故也，当以附子汤温其脏。(3)

2. 词解

[1] 少腹如扇：形容少腹恶寒，犹如风吹状。

[2] 子脏：即子宫。

3. 精析

病机——肾阳亏虚，阴寒内盛

脉症 ⎰ 其胎愈胀，腹痛恶寒，少腹如扇，脉弦——
　　　⎱ 　　　阳虚寒盛，不能温煦
　　　⎰ 发热——虚阳外浮

治法——温其脏——温阳散寒，暖宫安胎

用方——附子汤

4. 难点

附子辛热碍胎，用之当特别慎重。

（二）肝脾失调

1. 原文

妇人怀娠，腹中疠痛[1]，当归芍药散主之。(5)

2. 词解

[1] 疠（jiǎo）痛：腹中急痛。

3. 精析

病机——肝脾不和，血滞湿阻

症状 { 腹中拘急，绵绵作痛——肝虚血滞
　　　 伴面色萎黄，足肿，小便不利——脾虚湿阻

治法——养血调肝，健脾渗湿

用方——当归芍药散

四、胞阻

证治★

1. 原文

师曰：妇人有漏下者，有半产后因续下血都不绝者，有妊娠下血者。假令妊娠腹中痛，为胞阻[1]，胶艾汤主之。(4)

2. 词解

[1] 胞阻：指妊娠腹痛下血的病证。

3. 精析

病机——冲任虚损，阴血下漏

症状——妊娠腹痛下血、漏下、半产后因续下血都不绝

治法——调补冲任，固经安胎

用方——胶艾汤

五、小便难

证治★

病机——血虚热郁，膀胱湿热

症状——小便难，尿频尿急尿痛，发热口渴，苔黄，脉数

鉴别——饮食如故——病邪在下焦，不在中焦

治法——养血开郁，清热利湿

用方——当归贝母苦参丸

六、水肿

证治★

病机——妊娠有水气——胞胎压迫，膀胱气化不利，水湿内停

症状 {
身重，小便不利——胞胎压迫，膀胱气化不利，水湿内停
洒淅恶寒——水阻卫气，卫阳被郁
起则头眩——水湿内停，清阳不升
}

治法——利水通阳

用方——葵子茯苓散

七、胎动不安

证治★★

（一）血虚湿热

1. 原文

妇人妊娠，宜常服当归散主之。（9）

2. 精析

病机——肝脾不足，血虚湿热

脉症 {
胎动不安，或下血，或腹痛，神疲肢倦，
口干口苦，纳少面黄，便结或溏，舌尖
微红或苔薄黄，脉细滑
}

治法——养血健脾，清热除湿安胎

用方——当归散

3. 难点

"常服"宜活看，如体健无病，胎有所养，无须服药。

（二）脾虚寒湿

1. 原文

妊娠养胎，白术散主之。(10)

2. 精析

病机——脾阳不足，寒湿内盛

脉症——胎动不安，或妊娠腹中疼痛绵绵，呕吐清水，
　　　　纳谷不香，白带多，舌淡苔白滑，脉缓滑

治法——温中除湿，健脾安胎

用方——白术散

妇人产后病脉证治第二十一

★ 了解妇人产后三大病证的成因及证治
★★ 熟悉产后中风、烦呕、下利的证治
★★★ 掌握产后腹痛的辨证论治

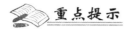 **重点提示**

一、产后三病

成因 ★

表36　产后三病成因

产后病证	成因	
痉	新产血虚，多汗出——筋脉失养 喜中风——化燥伤津　｝筋脉拘挛	
郁冒	亡血复汗——正气内虚 寒多——寒闭于内　｝气逆上冲	亡血伤津
大便难	亡津液，胃燥——肠失濡润	

难点

郁冒指头昏眼花，郁闷不舒的病证，与产后血晕不同。产后血晕为产后失血过多，气随血脱或恶露不下，血瘀于内而气反上逆所致。

证治 ★

1. 郁冒

病机——亡血伤阴，阳气独盛，感受外邪，阳气上逆

症状——头眩目瞀，郁闷不舒，脉微弱，呕不能食，大
　　　　便坚，但头汗出

治法——扶正达邪，和利枢机

用方——小柴胡汤

2. 大便难

病机——阳明实热

症状——发热，大便坚，腹满腹痛拒按，脉象沉滑有力，
　　　　舌苔黄燥

治法——攻泄实热

用方——大承气汤

二、产后腹痛

★证治★

（一）血虚里寒

1. 原文

产后腹中疠痛，当归生姜羊肉汤主之；并治腹中寒疝，
虚劳不足。（4）

2. 精析

病机——血虚里寒

症状——腹中疠痛，腹部拘急，绵绵作痛，喜热喜按

治法——养血补虚，温中散寒

用方——当归生姜羊肉汤

（二）气血郁滞

1. 原文

产后腹痛，烦满不得卧，枳实芍药散主之。（5）

2. 精析

病机——气血郁滞，以气滞为主

症状——产后小腹胀痛，按之加剧，恶露色暗不畅，心
　　　　烦腹满不得安卧，或见烦躁易怒

治法——行气散结，和血止痛

用方——枳实芍药散

（三）瘀血内结

1. 原文

师曰：产妇腹痛，法当以枳实芍药散，假令不愈者，此为腹中有干血着脐下，宜下瘀血汤主之；亦主经水不利。(6)

2. 精析

病机——腹中有干血著脐下——瘀血留结

症状——少腹刺痛拒按，恶露紫暗有块，量少不行，甚　　　　或恶露不下，舌紫暗或有瘀斑瘀点，脉沉涩

治法——破血逐瘀

用方——下瘀血汤

（四）瘀血内结兼阳明里实

1. 原文

产后七八日，无太阳证，少腹坚痛，此恶露不尽，不大便，烦躁发热，切脉微实，再倍发热，日晡时烦躁者，不食，食则谵语，至夜即愈，宜大承气汤主之。热在里，结在膀胱[1]也。(7)

2. 词解

[1] 膀胱：此泛指下焦。

3. 精析

病机——瘀血兼里实

症状 ⎰ 产后七八日，无太阳证——病非外感
　　　 ⎨ 少腹坚痛，此恶露不尽——瘀血内停
　　　 ⎩ 不大便，不食，食则谵语，至夜即愈，烦躁发热，
　　　　　脉微实——阳明实热

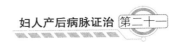

治法——攻下瘀热

用方——大承气汤

4. 难点（表37）

表37　产后腹痛证治鉴别

	当归生姜羊肉汤证	枳实芍药散证	下瘀血汤证	大承气汤证
病机	血虚里寒	气血郁滞	瘀血内结	瘀血兼里实
症状	腹中绵绵作痛，喜温喜按	腹中胀痛，心烦胸满不得卧	腹中刺痛拒按，或有硬块	少腹坚痛，发热烦躁日晡剧，便秘，食则谵语，脉微实
治法	养血补虚，温中散寒	行气散结，和血止痛	破血逐瘀止痛	攻下瘀热
用方	当归生姜羊肉汤	枳实芍药散	下瘀血汤	大承气汤
药物	当归、生姜、羊肉	枳实、芍药	地鳖虫、大黄、桃仁	大黄、芒硝、枳实、厚朴

三、产后中风

证治★★

（一）太阳中风

1. 原文

产后风，续之数十日不解，头微痛，恶寒，时时有热，

心下闷，干呕汗出。虽久，阳旦证[1]续在耳，可与阳旦汤。(8)

2. 词解

[1] 阳旦证：指太阳中风表证，即桂枝汤证。

3. 精析

病机——产后正虚，风邪袭表，日久不去

症状
$\begin{cases} \text{中风持续数十日不解，虽久，阳旦证续在} \\ \qquad\text{——产后正虚，风邪在表，日久不去} \\ \text{头微痛，恶寒，时有热，汗出——风邪在表} \\ \text{心下闷，干呕——邪欲入里，胃气不和} \end{cases}$

治法——解表祛风，调和营卫

用方——阳旦汤（即桂枝汤）

（二）阳虚中风

1. 原文

产后中风发热，面正赤，喘而头痛，竹叶汤主之。(9)

2. 精析

病机——产后阳虚，外感风寒

症状
$\begin{cases} \text{发热头痛——外感风寒，邪在太阳} \\ \text{面正赤，气喘——正气内虚，虚阳上越} \end{cases}$

治法——解表扶正，表里兼顾

用方——竹叶汤

3. 难点

文中面正赤、喘多解为戴阳之证，但戴阳证仍主以发汗解表为治，当会引致亡阳虚脱之变，与临床不符，故宜从卫气闭郁作解。

四、产后虚热烦呕

证治★★

1. 原文

妇人乳中[1]虚，烦乱[2]呕逆，安中益气，竹皮大丸主之。（10）

2. 词解

[1] 乳中：谓在草蓐之中，即产后。

[2] 烦乱：心烦意乱。

3. 精析

病机——产后乳中虚——气血不足，虚热扰胃

症状——烦乱呕逆，并有发热（低）、口干渴、脉虚数
　　　　　　等症

治法——清热降逆，安中益气

用方——竹皮大丸

4. 难点

竹皮大丸组方有鲜明特点：方中重用甘草7份，超过其余各药总量之和（6份），且以枣肉和丸，旨在安中益气。

五、产后热利伤阴

证治★★

1. 原文

产后下利虚极，白头翁加甘草阿胶汤主之。（U）

2. 精析

病机——产后下利虚极——阴血虚少，大肠湿热

症状——下利脓血，发热腹痛，里急后重，体倦，口干，
　　　　脉虚

治法——清热止利，养血和中

用方——白头翁加甘草阿胶汤

妇人杂病脉证并治第二十二

★ 了解妇人杂病的范围、发病原因、治疗法则及阴疮病的证治

★★ 熟悉热入血室、带下、转胞、阴吹的证治

★★★ 掌握腹痛、脏躁、梅核气、月经病的证治

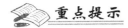 **重点提示**

妇人杂病的范围★

在本篇主要指胎、产以外的胞宫与前阴部位的一些病证，包括如月经病、带下病、前阴诸病，及脏躁、梅核气、转胞等病证。

成因与治则★

成因——虚、积冷、结气

治则 { 凭脉辨证——审脉阴阳，虚实紧弦，其虽同病，脉各异源
既病早治——久则羸瘦，脉虚多寒
针药结合——行其针药，治危得安

热入血室证治★★

1. 原文

妇人中风，七八日续来寒热，发作有时，经水适断，此为热入血室[1]，其血必结，故使如疟状，发作有时，小柴胡汤主之。（1）

妇人伤寒发热，经水适来，昼日明了，暮则谵语，如见鬼状者，此为热入血室，治之无犯胃气及上二焦，必自愈。（2）

妇人中风，发热恶寒，经水适来，得七八日，热除脉迟，身凉和，胸胁满，如结胸状，谵语者，此为热入血室也。当刺期门，随其实而取之。（3）

阳明病，下血谵语者，此为热入血室，但头汗出，当刺期门，随其实而泻之，濈然汗出者愈。（4）

2. 词解

[1] 热入血室：指妇女在月经期感受外邪，邪热与血互相搏结于血室而出现的病证。血室含义，狭义指子宫，广义包括子宫、肝、冲任脉。

3. 精析

病机——经期感邪，热入血室

脉症

中风，七八日续来寒热，发作有时，经水适断

伤寒发热，经水适来，昼日明了，暮则谵语，如见鬼状

中风，发热恶寒，经水适来，得七八日，热除脉迟，身凉和，胸胁满，如结胸状，谵语

阳明病，下血谵语，但头汗出

月经不调，恶寒发热，神昏谵语

治法——泄热散结

针药

内服：小柴胡汤

针刺：期门

注意：无犯胃气及上二焦

梅核气证治 ★★★

1. 原文

妇人咽中如有炙脔[1]，半夏厚朴汤主之。(5)

2. 词解

[1] 炙脔：即烤肉块。脔，肉切成块。

3. 精析

病机——痰凝气滞，上阻咽喉

症状——咽中如有炙脔，咽之不下，吐之不出

治法——解郁化痰，顺气降逆

方药——半夏厚朴汤

4. 难点

梅核气亦可见于男子。

脏躁证治★★★

1. 原文

妇人脏躁，喜悲伤欲哭，象如神灵所作，数欠伸，甘麦大枣汤主之。(6)

2. 精析

病机——脏阴不足，虚热躁扰

症状——无故悲伤欲哭，象如神灵所作，频作欠伸，神疲乏力，心烦失眠，情绪易于波动

治法——补益心脾，宁心安神

方药——甘麦大枣汤

3. 难点

脏躁的"脏"，有多种观点：如指子脏（子宫）、心脏、肺脏，概指五脏等。

月经病证治★

（一）冲任虚寒夹瘀

1. 原文

问曰：妇人年五十所，病下利（校勘为"下血"）数十日不止，暮即发热，少腹里急，腹满，手掌烦热，唇口干燥，何也？师曰：此病属带下。何以故？曾经半产，瘀血在少腹不去。何以知之？其证唇口干燥，故知之。当以温经汤主之。(9)

2. 精析

病机——冲任虚寒，兼夹瘀血

症状
- 年五十所——肾气已衰，天癸当绝
- 下血，数十日不止——冲任虚寒，兼夹瘀血
- 少腹里急，腹满，唇口干燥——曾半产，瘀血在少腹不去
- 暮即发热，手掌烦热——阴血受损，虚热内生

治法——温养气血，活血化瘀，滋阴清热

用方——温经汤

3. 难点

"瘀血在少腹不去"，为何不用攻逐瘀血方？因本证为冲任虚寒兼夹瘀血之崩漏下血，属虚中夹实证，故用本方最恰。

（二）冲任虚寒

1. 原文

妇人陷经[1]，漏下，黑不解，胶姜汤主之。（12）

2. 词解

[1] 陷经：指经气下陷，下血不止。

3. 精析

病机——冲任虚寒，不能摄血

症状——妇人陷经漏下黑不解，见漏下淋沥不断，血色暗黑有块，或质清稀，少腹喜热喜温喜按，腰酸，头昏，脉弦大无力等

治法——温补冲任，固经止漏

用方——胶姜汤

4. 难点

本方组成不详，疑是胶艾汤加干姜。

（三）瘀血内阻

1. 原文

带下，经水不利[2]，少腹满痛，经一月再见[3]者，土瓜根散主之。（10）

2. 词解

［1］经水不利：即月经行而不畅。

［2］经一月再见：指月经一月两潮。

3. 精析

病机——瘀血内阻，月经不调

症状 $\begin{cases} 经水不利，少腹满痛 \\ 经一月再见 \end{cases}$ $\begin{cases} 经血紫黑 \\ 夹有瘀块 \end{cases}$

治法——行血祛瘀

用方——土瓜根散

（四）瘀结成实

1. 原文

妇人经水不利下，抵当汤主之。（14）

2. 精析

病机——月经不调，瘀结成实

症状——妇人经水不利下，经闭不行，少腹硬满，结痛
拒按，小便自利，脉沉涩

治法——破血逐瘀

用方——抵当汤

3. 难点

表38　土瓜根散证与抵当汤证鉴别表

	土瓜根散证	抵当汤证
病机	血瘀内阻，月经不调	瘀血结实，经闭不行
症状	月经不调，少腹满痛	经闭不行，少腹硬满结痛拒按
治法	活血行瘀调经	攻瘀破血通经
用方	土瓜根散	抵当汤
药物	土瓜根、桂枝、地鳖虫、芍药	水蛭、虻虫、大黄、桃仁

（五）水血并结血室

1. 原文

妇人少腹满如敦状[1]，小便微难而不渴，生后[2]者，此为水与血并结在血室也，大黄甘遂汤主之。（13）

2. 词解

[1] 少腹满如敦状：形容少腹部胀满膨隆之状。敦，是古代盛食物的一种器具，上下稍锐，中部肥大。

[2] 生后：指产后。言本病得于产后。

3. 精析

病机——生后，水与血并结在血室——水血并结，结于血室

症状——妇人少腹满如敦状，小便微难，不渴——水与血结在少腹

鉴别 { 小便不利，口渴——蓄水证
       小便自利，不渴——蓄血证

治法——破瘀逐水

用方——大黄甘遂汤

4. 难点

本证偏于实，故以攻为主，兼以扶正，祛瘀而不伤正。

带下病证治★★

1. 原文

妇人经水闭不利，脏坚癖不止[1]，中有干血，下白物[2]，矾石丸主之。（15）

蛇床子散方，温阴中坐药。（20）

2. 词解

[1] 脏坚癖不止：指胞宫内有干血坚结不散。

[2] 白物：指白带。

3. 精析（表39）

表39　带下病证治

证型	湿热带下	寒湿带下
病机	瘀血内阻，下焦湿热	阴中寒湿
症状	经水闭不利，脏坚癖不止，下白物	带下色白清稀，明中作冷，阴部瘙痒，腰酸重胀
治法	先予清热除湿止带	苦温燥湿
方药用法	矾石丸纳入阴中	蛇床子散作为坐药

腹痛证治★★★

1. 原文

妇人六十二种风[1]，及腹中血气刺痛，红蓝花酒主之。（16）

妇人腹中诸疾痛，当归芍药散主之。（17）

妇人腹中痛，小建中汤主之。（18）

2. 词解

[1] 妇人六十二种风：泛指风邪等外感致病因素。

3. 精析（表40）

表40　腹痛证治鉴别

方证	病机	脉症	治法
红蓝花酒证	风邪入侵，气滞血凝	腹中刺痛	活血行瘀，利气止痛
当归芍药散证	肝郁脾虚，兼有水气	腹部疼痛，小便不利，四肢头面微肿	养血疏肝，健脾利湿
小建中汤证	脾胃虚寒	腹中绵绵作痛，喜温喜按，食少便溏，面色无华，舌质淡红，脉细涩	补脾建中

转胞证治★★

1. 原文

问曰：妇人病，饮食如故，烦热不得卧，而反倚息者，何也？师曰：此名转胞[1]，不得溺也。以胞系了戾[2]，故致此病，但利小便则愈，宜肾气丸主之。（19）

2. 词解

[1] 胞：同"脬"，即膀胱。

[2] 胞系了戾：指膀胱之系缭绕不顺。

3. 精析

病机——肾阳不足，气化不利

症状 { 不得溺，脐下拘急，小便不通——转胞，肾阳不
足，胞系了戾

烦热不得卧而反倚息——小便不通，浊气上逆

鉴别——饮食如故——病不在胃

治法——利小便——温肾化气利水

用方——肾气丸

阴疮证治★

病机——湿热下注，腐蚀阴中

脉症——少阴脉滑而数，阴中蚀疮烂

治法——清热除湿，杀虫止痒

用方——狼牙汤洗之

3. 难点

狼牙系何物，尚无定论。

阴吹证治★★

1. 原文

胃气下泄，阴吹[1]而正喧[2]，此谷气实也，膏发煎导之。(22)

2. 词解

[1] 阴吹：指前阴出气，犹如后阴矢气一样。

[2] 正喧：意指前阴出气频繁，以致声响连续不断。

3. 精析

病机——谷气实，浊气泄

症状——阴吹而正喧，大便燥结

治法——润肠通便

用方——猪膏发煎

4. 难点

阴吹尚有由气虚下陷或饮阻气滞所致者，应注意区别。

附录一　掌握条文汇总

脏腑经络先后病脉证第一

问曰：上工治未病，何也？师曰：夫治未病者，见肝之病，知肝传脾，当先实脾。四季脾旺不受邪，即勿补之。中工不晓相传，见肝之病，不解实脾，惟治肝也。

夫肝之病，补用酸，助用焦苦，益用甘味之药调之……肝虚则用此法，实则不在用之。

经曰：虚虚实实（校勘为无虚虚，无实实），补不足，损有余，是其义也。余脏准此。(1)

夫人禀五常，因风气而生长，风气虽能生万物，亦能害万物，如水能浮舟，亦能覆舟。若五脏元真通畅，人即安和。客气邪风，中人多死。千般疢难，不越三条：一者，经络受邪，入脏腑，为内所因也；二者，四肢九窍，血脉相传，壅塞不通，为外皮肤所中也；三者，房室、金刃、虫兽所伤，以此详之，病由都尽。

若人能养慎，不令邪风干忤经络，适中经络，未流传脏腑，即医治之，四肢才觉重滞，即导引、吐纳、针灸、膏摩，勿令九窍闭塞；更能无犯王法、禽兽灾伤，房室勿令竭乏，服食节其冷、热、苦、酸、辛、甘，不遗形体有衰，病则无由入其腠理。(2)

问曰：病有急当救里救表者，何谓也？师曰：病，医下之，续得下利清谷不止，身体疼痛者，急当救里；后身体疼痛，清便自调者，急当救表也。（14）

夫病痼疾，加以卒病，当先治其卒病，后乃治其痼疾也。（15）

夫诸病在脏，欲攻之，当随其所得而攻之。如渴者，与猪苓汤。余皆仿此。（17）

痉湿暍病脉证治第二

太阳病，关节疼痛而烦，脉沉而细者，此名湿痹。湿痹之候，小便不利，大便反快，但当利其小便。（14）

风湿相搏，一身尽疼痛，法当汗出而解，值天阴雨不止，医云此可发汗。汗之病不愈者，何也？盖发其汗，汗大出者，但风气去，湿气在，是故不愈也。若治风湿，发其汗，但微微似欲出汗者，风湿俱去也。（18）

湿家身烦疼，可与麻黄加术汤发其汗为宜，慎不可以火攻之。（20）

病者一身尽疼，发热，日晡所剧者，名风湿。此病伤于汗出当风，或久伤取冷所致也，可与麻黄杏仁薏苡甘草汤。（21）

风湿，脉浮，身重，汗出恶风者，防己黄芪汤主之。（22）

伤寒八九日，风湿相搏，身体疼烦，不能自转侧，不呕不渴，脉浮虚而涩者，桂枝附子汤主之；若大便坚，小便自利者，去桂加白术汤主之。（23）

风湿相搏，骨节疼烦掣痛，不得屈伸，近之则痛剧，汗出短气，小便不利，恶风不欲去衣，或身微肿者，甘草附子汤主之。（24）

百合狐蟚阴阳毒病脉证治第三

论曰：百合病者，百脉一宗，悉致其病也。意欲食复不能食，常默默，欲卧不能卧，欲行不能行，饮食或有美时，或有不用闻食臭时，如寒无寒，如热无热，口苦，小便赤，诸药不能治，得药则剧吐利，如有神灵者，身形如和，其脉微数。（1）

百合病，不经吐、下、发汗，病形如初者，百合地黄汤主之。（5）

狐蟚之为病，状如伤寒，默默欲眠，目不得闭，卧起不安，蚀于喉为蟚，蚀于阴为狐，不欲饮食，恶闻食臭，其面目乍赤、乍黑、乍白。蚀于上部则声喝，甘草泻心汤主之。（10）

蚀于下部则咽干，苦参汤洗之。（11）

蚀于肛者，雄黄熏之。（12）

病者脉数，无热，微烦，默默但欲卧，汗出，初得之三、四日，目赤如鸠眼；七、八日，目四眦黑。若能食者，脓已成也，赤豆当归散主之。（13）

疟病脉证并治第四

病疟，以月一日发，当以十五日愈；设不差，当月尽解。如其不差，当如何？师曰：此结为癥瘕，名曰疟母，急治之，宜鳖甲煎丸。（2）

疟多寒者，名曰牝疟，蜀漆散主之。（5）

中风历节病脉证并治第五

寸口脉浮而紧，紧则为寒，浮则为虚，寒虚相搏，邪在皮肤；浮者血虚，络脉空虚，贼邪不泻，或左或右，邪气反缓，正气即急，正气引邪，喎僻不遂。邪在于络，肌肤不仁；邪在于经，即重不胜；邪入于腑，即不识人；邪入于脏，舌即难言，口吐涎。（2）

诸肢节疼痛，身体尪羸，脚肿如脱，头眩短气，温温欲吐，桂枝芍药知母汤主之。（8）

病历节，不可屈伸，疼痛，乌头汤主之。（10）

血痹虚劳病脉证并治第六

血痹阴阳俱微，寸口关上微，尺中小紧，外证身体不仁，如风痹状，黄芪桂枝五物汤主之。（2）

夫失精家，少腹弦急，阴头寒，目眩，发落，脉极虚芤迟，为清谷，亡血，失精。脉得诸芤动微紧，男子失精，女子梦交，桂枝龙骨牡蛎汤主之。（8）

虚劳里急，悸，衄，腹中痛，梦失精，四肢酸疼，手足烦热，咽干口燥，小建中汤主之。（13）

虚劳里急，诸不足，黄芪建中汤主之。（14）

虚劳腰痛，少腹拘急，小便不利者，八味肾气丸主之。（15）

虚劳诸不足，风气百疾，薯蓣丸主之。（16）

虚劳虚烦不得眠，酸枣汤主之。（17）

五劳虚极羸瘦，腹满不能饮食，食伤，忧伤，饮伤，房室伤，饥伤，劳伤，经络营卫气伤，内有干血，肌肤甲错，两目黯黑。缓中补虚，大黄䗪虫丸主之。（18）

肺痿肺痈咳嗽上气病脉证并治第七

肺痿吐涎沫而不咳者，其人不渴，必遗尿，小便数，所以然者，以上虚不能制下故也。此为肺中冷，必眩，多涎唾，

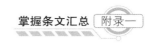

甘草干姜汤以温之。（5）

咳而上气，喉中水鸡声，射干麻黄汤主之。（6）

咳逆上气，时时吐唾浊（校勘为"吐浊"），但坐不得眠，皂荚丸主之。（7）

咳而脉浮者，厚朴麻黄汤主之。（8）

脉沉者，泽漆汤主之。（9）

大逆（校勘为"火逆"）上气，咽喉不利，止逆下气者，麦门冬汤主之。（10）

肺痈，喘不得卧，葶苈大枣泻肺汤主之。（11）

咳而胸满，振寒脉数，咽干不渴，时出浊唾腥臭，久久吐脓如米粥者，为肺痈。桔梗汤主之。（12）

咳而上气，此为肺胀，其人喘，目如脱状，脉浮大者，越婢加半夏汤主之。（13）

肺胀，咳而上气，烦躁而喘，脉浮者，心下有水，小青龙加石膏汤主之。（14）

肺痈胸满胀，一身面目浮肿，鼻塞清涕出，不闻香臭酸辛，咳逆上气，喘鸣迫塞，葶苈大枣泻肺汤主之。（15）

奔豚气病脉证治第八

师曰：奔豚病，从少腹起，上冲咽喉，发作欲死，复还止，皆从惊恐得之。（1）

奔豚气上冲胸，腹痛，往来寒热，奔豚汤主之。（2）

发汗后，烧针令其汗，针处被寒，核起而赤者，必发奔豚，气从小腹上至心，灸其核上各一壮，与桂枝加桂汤主之。（3）

发汗后，脐下悸者，欲作奔豚，茯苓桂枝甘草大枣汤主

之。(4)

胸痹心痛短气病脉证并治第九

胸痹之病，喘息咳唾，胸背痛，短气，寸口脉沉而迟，关上小紧数，栝楼薤白白酒汤主之。(3)

胸痹不得卧，心痛彻背者，栝楼薤白半夏汤主之。(4)

胸痹心中痞，留气结在胸，胸满，胁下逆抢心，枳实薤白桂枝汤主之；人参汤亦主之。(5)

胸痹，胸中气塞，短气，茯苓杏仁甘草汤主之；橘枳姜汤亦主之。(6)

胸痹缓急者，薏苡附子散主之。(7)

心中痞，诸逆，心悬痛，桂枝生姜枳实汤主之。(8)

心痛彻背，背痛彻心，乌头赤石脂丸主之。(9)

腹满寒疝宿食病脉证治第十

病腹满，发热十日，脉浮而数，饮食如故，厚朴七物汤主之。(9)

腹中寒气，雷鸣切痛，胸胁逆满，呕吐，附子粳米汤主之。(10)

痛而闭者，厚朴三物汤主之。(11)

按之心下满痛者，此为实也，当下之，宜大柴胡汤。(12)

腹满不减，减不足言，当须下之，宜大承气汤。(13)

心胸中大寒痛，呕不能饮食，腹中寒，上冲皮起，出见有头足，上下痛而不可触近，大建中汤主之。(14)

胁下偏痛，发热，其脉紧弦，此寒也，以温药下之，宜大黄附子汤。(15)

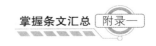

寒气厥逆，赤丸主之。（16）

腹痛，脉弦而紧，弦则卫气不行，即恶寒，紧则不欲食，邪正相搏，即为寒疝。绕脐痛，若发则白汗出，手足厥冷，其脉沉紧者，大乌头煎主之。（17）

寒疝腹中痛，及胁痛里急者，当归生姜羊肉汤主之。（18）

寒疝腹中痛，逆冷，手足不仁，若身疼痛，灸刺诸药不能治，抵当乌头桂枝汤主之。（19）

五脏风寒积聚病脉证并治第十一

肝着，其人常欲蹈其胸上，先未苦时，但欲饮热，旋覆花汤主之。（7）

趺阳脉浮而涩，浮则胃气强，涩则小便数，浮涩相搏，大便则坚，其脾为约，麻子仁丸主之。（15）

肾着之病，其人身体重，腰中冷，如坐水中，形如水状，反不渴，小便自利，饮食如故，病属下焦，身劳汗出，衣里冷湿，久久得之，腰以下冷痛，腹重（校勘为"腰重"）如带五千钱，甘姜苓术汤主之。（16）

痰饮咳嗽病脉证并治第十二

病悬饮者，十枣汤主之。（22）

病溢饮者，当发其汗，大青龙汤主之；小青龙汤亦主之。（23）

膈间支饮，其人喘满，心下痞坚，面色黧黑，其脉沉紧，得之数十日，医吐下之不愈，木防己汤主之。虚者即愈，实者三日复发，复与不愈者，宜木防己汤去石膏加茯苓芒硝汤主之。（24）

心下有支饮，其人苦冒眩，泽泻汤主之。（25）

支饮胸满（校勘为"腹满"）者，厚朴大黄汤主之。（26）

支饮不得息，葶苈大枣泻肺汤主之。（27）

呕家本渴，渴者为欲解。今反不渴，心下有支饮故也，小半夏汤主之。（28）

腹满，口舌干燥，此肠间有水气，己椒苈黄丸主之。（29）

卒呕吐，心下痞，膈间有水，眩悸者，小半夏加茯苓汤主之。（30）

假令瘦人，脐下有悸，吐涎沫而癫眩，此水也，五苓散主之。（31）

先渴后呕，为水停心下，此属饮家，小半夏茯苓汤主之。（41）

消渴小便不利淋病脉证并治第十三

男子消渴，小便反多，以饮一斗，小便一斗，肾气丸主之。（3）

脉浮，小便不利，微热消渴者，宜利小便发汗，五苓散主之。（4）

渴欲饮水，水入则吐者，名曰水逆，五苓散主之。（5）

小便不利者，有水气，其人若（校勘为"苦"）渴，栝楼瞿麦丸主之。（10）

小便不利，蒲灰散主之；滑石白鱼散、茯苓戎盐汤并主之。（11）

渴欲饮水，口干舌燥者，白虎加人参汤主之。（12）

脉浮，发热，渴欲饮水，小便不利者，猪苓汤主之。（13）

水气病脉证并治第十四

里水（校勘为"皮水"）者，一身面目黄肿（校勘为"洪肿"），其脉沉，小便不利，故令病水。假如小便自利，此亡津液，故令渴也。越婢加术汤主之。（5）

夫水病人，目下有卧蚕，面目鲜泽，脉伏，其人消渴。病水腹大，小便不利，其脉沉绝者，有水，可下之。（11）

师曰：诸有水者，腰以下肿，当利小便；腰以上肿，当发汗乃愈。（18）

风水，脉浮身重，汗出恶风者，防己黄芪汤主之。（22）

风水恶风，一身悉肿，脉浮不渴（校勘为"而渴"），续自汗出，无大热，越婢汤主之。（23）

里水，越婢加术汤主之；甘草麻黄汤亦主之。（25）

皮水为病，四肢肿，水气在皮肤中，四肢聂聂动者，防己茯苓汤主之。（24）

厥而皮水者，蒲灰散主之。（27）

气分，心下坚，大如盘，边如旋杯，水饮所作，桂枝去芍药加麻辛附子汤主之。（31）

心下坚，大如盘，边如旋盘，水饮所作，枳术汤主之。（32）

黄疸病脉证并治第十五

谷疸之为病，寒热不食，食即头眩，心胸不安，久久发黄，为谷疸，茵陈蒿汤主之。（13）

黄家日晡所发热，而反恶寒，此为女劳得之。膀胱急，少腹满，身尽黄，额上黑，足下热，因作黑疸。其腹胀如水

状，大便必黑，时溏，此女劳之病，非水也。腹满者难治。用硝石矾石散主之。（14）

酒黄疸，心中懊憹或热痛，栀子大黄汤主之。（15）

诸病黄家，但利其小便；假令脉浮，当以汗解之，宜桂枝加黄芪汤主之。（16）

诸黄，猪膏发煎主之。（17）

黄疸病，茵陈五苓散主之。（18）

黄疸腹满，小便不利而赤，自汗出，此为表和里实，当下之，宜大黄硝石汤。（19）

黄疸病，小便色不变，欲自利，腹满而喘，不可除热，热除必哕。哕者，小半夏汤主之。（20）

诸黄，腹痛而呕者，宜柴胡汤。（21）

惊悸吐衄下血胸满瘀血病脉证治第十六

病人胸满，唇痿舌青，口燥，但欲漱水不欲咽，无寒热，脉微大来迟，腹不满，其人言我满，为有瘀血。（10）

吐血不止者，柏叶汤主之。（14）

下血，先便后血，此远血也，黄土汤主之。（15）

下血，先血后便，此近血也，赤小豆当归散主之。（16）

心气不足（校勘为"不定"），吐血、衄血，泻心汤主之。（17）

呕吐哕下利病脉证治第十七

呕而胸满者，茱萸汤主之。（8）

干呕，吐涎沫，头痛者，茱萸汤主之。（9）

呕而肠鸣，心下痞者，半夏泻心汤主之。（10）

干呕而利者，黄芩加半夏生姜汤主之。（11）

诸呕吐，谷不得下者，小半夏汤主之。（12）

呕吐而病在膈上，后思水者，解，急与之。思水者，猪苓散主之。（13）

呕而脉弱，小便复利，身有微热，见厥者难治，四逆汤主之。（14）

呕而发热者，小柴胡汤主之。（15）

胃反呕吐者，大半夏汤主之。（16）

食已即吐者，大黄甘草汤主之。（17）

胃反，吐而渴欲饮水者，茯苓泽泻汤主之。（18）

吐后，渴欲得水而贪饮者，文蛤汤主之；兼主微风，脉紧，头痛。（19）

干呕，吐逆，吐涎沫，半夏干姜散主之。（20）

病人胸中似喘不喘，似呕不呕，似哕不哕，彻心中愦愦然无奈者，生姜半夏汤主之。（21）

干呕哕，若手足厥者，橘皮汤主之。（22）

哕逆者，橘皮竹茹汤主之。（23）

下利腹胀满，身体疼痛者，先温其里，乃攻其表。温里宜四逆汤，攻表宜桂枝汤。（36）

下利三部脉皆平，按之心下坚者，急下之，宜大承气汤。（37）

下利脉迟而滑者，实也，利未欲止，急下之，宜大承气汤。（38）

下利脉反滑者，当有所去，下乃愈，宜大承气汤。（39）

下利已差，至其年月日时复发者，以病不尽故也，当下之，宜大承气汤。（40）

下利谵语者，有燥屎也，小承气汤主之。（41）

下利便脓血者，桃花汤主之。（42）

热利下重者，白头翁汤主之。（43）

下利后更烦，按之心下濡者，为虚烦也，栀子豉汤主之。（44）

下利清谷，里寒外热，汗出而厥者，通脉四逆汤主之。（45）

气利，诃梨勒散主之。（47）

疮痈肠痈浸淫病脉证并治第十八

肠痈之为病，其身甲错，腹皮急，按之濡，如肿状，腹无积聚，身无热，脉数，此为肠内有痈脓，薏苡附子败酱散主之。（3）

肠痈者，少腹肿痞，按之即痛如淋，小便自调，时时发热，自汗出，复恶寒。其脉迟紧者，脓未成，可下之，当有血。脉洪数者，脓已成，不可下也。大黄牡丹汤主之。（4）

趺蹶手指臂肿转筋阴狐疝蛔虫病脉证治第十九

蛔厥者，当吐蛔，令病者静而复时烦，此为脏寒，蛔上入膈，故烦。须臾复止，得食而呕，又烦者，蛔闻食臭出，其人当吐蛔。（7）

蛔厥者，乌梅丸主之。（8）

妇人妊娠病脉证并治第二十

妇人宿有癥病，经断未及三月，而得漏下不止，胎动在脐上者，为癥痼害。妊娠六月动者，前三月经水利时，胎也。下血者，后断三月衃也。所以血不止者，其癥不去故也，当下其癥，桂枝茯苓丸主之。（2）

妇人怀娠六七月，脉弦发热，其胎愈胀，腹痛恶寒者，

少腹如扇，所以然者，子脏开故也，当以附子汤温其脏。（3）

师曰：妇人有漏下者，有半产后因续下血都不绝者，有妊娠下血者。假令妊娠腹中痛，为胞阻，胶艾汤主之。（4）

妇人怀娠，腹中㽲痛，当归芍药散主之。（5）

妇人产后病脉证治第二十一

产后腹中㽲痛，当归生姜羊肉汤主之；并治腹中寒疝，虚劳不足。（4）

产后腹痛，烦满不得卧，枳实芍药散主之。（5）

师曰：产妇腹痛，法当以枳实芍药散，假令不愈者，此为腹中有干血着脐下，宜下瘀血汤主之；亦主经水不利。（6）

产后七八日，无太阳证，少腹坚痛，此恶露不尽，不大便，烦躁发热，切脉微实，再倍发热，日晡时烦躁者，不食，食则谵语，至夜即愈，宜大承气汤主之。热在里，结在膀胱也。（7）

妇人杂病脉证并治第二十二

妇人咽中如有炙脔，半夏厚朴汤主之。（5）

妇人脏躁，喜悲伤欲哭，象如神灵所作，数欠伸，甘麦大枣汤主之。（6）

问曰：妇人年五十所，病下利（校勘为"下血"）数十日不止，暮即发热，少腹里急，腹满，手掌烦热，唇口干燥，何也？师曰：此病属带下。何以故？曾经半产，瘀血在少腹不去。何以知之？其证唇口干燥，故知之。当以温经汤主之。（9）

带下，经水不利，少腹满痛，经一月再见者，土瓜根散主之。（10）

妇人陷经，漏下，黑不解，胶姜汤主之。（12）

妇人少腹满如敦状，小便微难而不渴，生后者，此为水

与血并结在血室也，大黄甘遂汤主之。（13）

妇人经水不利下，抵当汤主之。（14）

妇人六十二种风，及腹中血气刺痛，红蓝花酒主之。（16）

妇人腹中诸疾痛，当归芍药散主之。（17）

妇人腹中痛，小建中汤主之。（18）

附录二 金匮方汤头歌

金匮方汤头歌

1. 栝楼桂枝汤

太阳症备脉沉迟，身体几几欲痉时，

三两楼根姜桂芍，二甘十二枣枚宜。

2. 葛根汤

四两葛根三两麻，枣枚二十效堪嘉，

桂甘芍二姜三两，无汗憎风下利夸。

3. 大承气汤

大承气汤用硝黄，配以枳朴泻力强，

阳明腑实真阴灼，急下存阴第一方。

4. 麻黄加术汤

烦疼湿气里寒中，发汗为宜忌火攻，

莫讶麻黄汤走表，术加四两里相融。

5. 麻黄杏仁薏苡甘草汤

风湿身疼日晡时，当风取冷病之基，

薏麻半两十枚杏，炙草扶中一两宜。

6. 防己黄芪汤

防己黄芪《金匮》方，白术甘草枣生姜，

汗出恶风兼身肿，表虚湿胜服之康。

7. 桂枝附子汤

三姜二草附枚三，四桂同投是指南，
大枣方中十二粒，痛难转侧此方探。

8. 白术附子汤

大便若硬小便通，脉涩虚浮湿胜风，
即用前方须去桂，术加四两有神功。

9. 甘草附子汤

术附甘今二两平，桂枝四两亦须明，
方中主药推甘草，风湿同驱要缓行。

10. 白虎加人参汤

服桂渴烦大汗倾，液亡肌腠涸阳明，
膏斤知头参三两，二草六粳米熟成。

11. 一物瓜蒂汤

暍病阴阳认要真，热疼身重得其因，
暑为湿恋名阴暑，二七甜瓜蒂可珍。

12. 百合知母汤

病非应汗汗伤阴，知母当遵三两箴，
渍去涎沫七百合，别煎泉水是金针。

13. 滑石代赭汤

不应议下下之差，既下还当竭旧邪，
百合七枚赭弹大，滑须三两效堪夸。

14. 百合鸡子汤

不应议吐吐伤中，必仗阴精上奉功，
百合七枚洗去沫，鸡黄后入搅浑融。

15. 百合地黄汤

不经汗下吐诸伤，形但如初守太阳，

地汁一升百合七，阴柔最是化阳刚。

16. 百合洗方

月过不解渴因成，邪热流连肺不清，

百合一升水一斗，洗身食饼不和羹。

17. 栝楼牡蛎散

洗而仍渴属浮阳，牡蛎楼根并等量，

研末饮调方寸匕，寒兼咸苦效逾常。

18. 百合滑石散

前此寒无热亦无，变成发热热堪虞，

清疏滑石宜三两，百合烘筛一两需。

19. 甘草泻心汤

伤寒甘草泻心汤，却妙增参三两匡，

彼治痞成下利甚，此医狐蚤探源方。

20 苦参汤、雄黄熏法

苦参汤是洗前阴，下蚀咽干热最深，

更有雄黄熏法在，肛门虫蚀亦良箴。

21. 赤小豆当归散

眼眦赤黑变多般，小豆生芽曝令干，

豆取三升归十分，杵调浆水日三餐。

22. 升麻鳖甲汤

赤斑咽痛毒为阳，鳖甲周围一指量，

半两雄黄升二两，椒归一两草同行。

23. 升麻鳖甲汤去雄黄蜀椒汤

身痛咽痛面皮青，阴毒苛邪隶在经，

即用前方如法服，椒黄务去特叮咛。

24. 鳖甲煎丸

寒热虚实相来往，全凭阴阳来消长，
天气半月而一更，人身之气亦相仿，
否则天人气再更，邪行月尽差可想。
疟病一月不能差，疟母结成癥瘕象，
金匮急治特垂训，鳖甲赤硝十二分，
方中三分请详言，姜芩扇妇朴韦问，
葳胶桂黄亦相均，相均端令各相奇，
君不见十二减半六分数，柴胡蜣螂表里部，
一分参苈二瞿桃，牡夏芍蜃分各五，
方中四分独蜂窠，体本轻清质水土，
另取灶下一斗灰，一斛半酒浸另取，
纳甲酒内煮如胶，绞汁煎药丸遵古，
空心七丸日三服，老疟得此效桴鼓。

25. 白虎加桂枝汤

白虎原汤论已详，桂加三两另名方，
无寒但热为温疟，骨节烦疼呕又妨。

26. 蜀漆散

阳为痰阻伏心间，牝疟阴邪自往还，
蜀漆云龙平等杵，先时浆服不踰闲。

27. 侯氏黑散

黑散辛芩归桂芎，参姜矾蛎各三同，
菊宜四十术防十，桔八芩须五分通。

28. 风引汤

四两大黄二牡甘，龙姜四两桂枝三，
滑寒赤白紫膏六，瘫痫诸风个中探。

29. 防己地黄汤

妄行独语病如狂，一分己甘三桂防，
杯酒渍来取清汁，二斤蒸地绞和尝。

30. 头风摩散

头风偏痛治如何，附子和盐等分摩，
躯壳病生须外治，马音桑引亦同科。

31. 桂枝芍药知母汤

脚肿身羸欲吐形，芍三姜五是前型，
知防术桂均须四，附子麻甘二两停。

32. 乌头汤

历节疼来不屈伸，或加脚气痛维均，
芍芪麻草皆三两，五粒乌头煮蜜匀。

33. 矾石汤

脚气冲心矾石汤，煮须浆水浸之良，
湿收毒解兼除热，补却灵枢外法彰。

34. 黄芪桂枝五物汤

血痹如风体不仁，桂枝三两芍芪均，
枣枚十二生姜六，须令阳通效自神。

35. 桂枝加龙骨牡蛎汤

男子失精女梦交，坎离救治在中爻，
桂枝汤内加龙牡，三两相匀要细敲。

36. 天雄散

阴精不固本之阳，龙骨天雄三两匡，
六两桂枝八两术，酒调钱匕日三尝。

37. 小建中汤

小建中汤芍药多，桂枝甘草姜枣和，

更加饴糖补中气，虚劳腹痛服之瘥。

38. 黄芪建中汤

黄芪建中补不足，表虚身痛效无过。

39. 八味肾气丸

肾气丸补肾阳虚，地黄山药及茱萸，
苓泽丹皮合桂附，水中生火在温煦。

40. 薯蓣丸

三十薯蓣二十草，三姜二蔹百枚枣，
桔茯柴胡五分匀，人参阿胶七分讨，
更有六分不参差，芎芍杏防麦术好，
豆卷地归曲桂枝，均宜十分和药捣，
蜜丸弹大酒服之，尽一百丸功可造，
风气百疾并诸虚，调剂阴阳为至宝。

41. 酸枣仁汤

酸枣仁汤治失眠，川芎知草茯苓煎，
养血除烦清虚热，安然入睡梦乡甜。

42. 大黄䗪虫丸

大黄䗪虫芩芍桃，地黄杏草漆蛴螬，
虻虫水蛭和丸服，去瘀生新功独超。

43. 甘草干姜汤

二两干姜四炙甘，姜须炮透旨须探，
肺中津涸方成痿，气到津随得指南。

44. 射干麻黄汤

射干麻黄亦治水，不在发表在宣肺，
姜枣细辛款冬花，紫菀半夏加五味。

45. 皂荚丸

浊痰上气坐难眠，痈势将成壅又坚，
皂荚蜜丸调枣下，绸缪须在雨之前。

46. 厚朴麻黄汤

杏仁夏味半升量，升麦四麻五朴良，
三两姜辛膏蛋大，脉浮咳喘此方当。

47. 泽漆汤

五两紫参姜白前，三升泽漆法分煎，
桂芩参草同三两，半夏半升涤饮专。

48. 麦门冬汤

麦门冬汤用人参，枣草粳米半夏存，
肺痿咳逆因虚火，益胃生津宜煎烹。

49. 葶苈大枣泻肺汤

葶苈大枣亦泻肺，行水祛痰喘自息。

50. 桔梗汤

脓如米粥肺须清，毒溃难支药要轻，
甘草二分桔一两，土金合化得生生。

51. 越婢加半夏汤

风水多兮气亦多，水风相搏浪滔滔，
全凭越婢平风水，加夏半升奠巨波。

52. 小青龙加石膏汤

小青龙把石膏配，咳喘而烦效更佳。

53. 奔豚汤

气冲腹痛号奔豚，四两夏姜五葛根，
归芍芎芩甘二两，李皮须到一升论。

54. 桂枝加桂汤

气从脐逆号奔豚，汗为烧针启病源，
只取桂枝汤本味，再加二两桂枝论。

55. 茯苓桂枝甘草大枣汤

八两茯苓四桂枝，炙甘四两悸堪治，
枣推十五扶中土，煮取甘澜两度施。

56. 栝楼薤白白酒汤

栝楼薤白加白酒，胸痛彻背厥疾瘳。

57. 栝楼薤白半夏汤

再加半夏化痰结，功力又更胜一筹。

58. 枳实薤白桂枝汤

枳实薤白桂枝汤，厚朴栝楼合成方，
通阳理气又散结，胸痹心痛皆可尝。

59. 人参汤

理中丸主温中阳，人参甘草术干姜。

60. 茯苓杏仁甘草汤

痹而短气孰堪医，甘一苓三淡泄之，
更有杏仁五十粒，水行气须不求奇。

61. 橘枳姜汤

痹而气塞又何施，枳实辛香三两宜，
橘用一斤姜减半，气开结散勿迟疑。

62. 薏苡附子散

痹来缓急属阳微，附子十枚切莫迟，
更有薏仁十五两，筋资阴养得阳归。

63. 桂枝生姜枳实汤

心悬而痛痞相连，痰饮上弥客气填，

三两桂姜五两枳，祛寒散逆并攻坚。

64. 乌头赤石脂丸

彻背彻胸痛不休，阳光欲熄实堪忧，
乌头一分五钱附，赤石椒姜一两求。

65. 厚朴七物汤

满而便闭脉兼浮，三两甘黄八朴投，
二桂五姜十个枣，五枚枳实效优优。

66. 附子粳米汤

腹中切痛作雷鸣，胸胁皆膨呕吐成，
附子一枚枣十个，半升粳夏一甘烹。

67. 厚朴三物汤

痛而便闭下无疑，四两大黄朴倍之，
枳用五枚先后煮，小承变法更神奇。

68. 大柴胡汤

大柴胡汤用大黄，枳芩夏芍枣生姜，
少阳阳明同合病，和解攻里效无双。

69. 大建中汤

大建中汤建中阳，蜀椒干姜参饴糖，
阴盛阳虚腹冷痛，温补中焦止痛强。

70. 大黄附子汤

大黄附子细辛汤，胁下寒凝疝痛方，
冷积内结成实证，温下寒实可复康。

71. 赤丸

寒而厥逆孰为珍，四两夏苓一两辛，
中有乌头二两炮，蜜丸朱色妙通神。

72. 大乌头煎

沉紧而弦痛绕脐，白津厥逆冷凄凄，
乌头五个煮添蜜，顷刻颠危快挈提。

73. 当归生姜羊肉汤

腹痛胁疼急不堪，羊斤姜五并归三，
于今豆蔻香砂法，可笑依盲授指南。

74. 乌头桂枝汤

腹痛身疼肢不仁，药攻刺灸治非真，
桂枝汤照原方煮，蜜煮乌头合用神。

75. 旋覆花汤

肝着之人欲蹈胸，热汤一饮便轻松，
覆花三两葱十四，新绛通行少许从。

76. 麻子仁丸

麻子仁丸治脾约，枳朴大黄麻杏芍，
土燥津枯便难解，肠润热泻诸症却。

77. 甘草干姜茯苓白术汤

腰冷溶溶坐水泉，腹中如带五千钱，
术甘二两姜苓四，寒湿同驱岂偶然。

78. 苓桂术甘汤

苓桂术甘化饮剂，健脾又温膀胱气，
饮邪上逆气冲胸，水饮下行眩晕去。

79. 甘遂半夏汤

满从利减续还来，甘遂三枚芍五枚，
十二枚夏指大草，水煎加蜜法双该。

80. 十枣汤

十枣逐水效力佳，大戟甘遂与芫花。

81. 大青龙汤

大青龙汤桂麻黄，杏草石膏姜枣藏，
太阳无汗兼烦躁，解表清热此为良。

82. 小青龙汤

小青龙汤桂芍麻，干姜辛夏草味加，
外束风寒内停饮，散寒蠲饮效堪夸。

83. 木防己汤

喘满痞坚面色黧，己三桂二四参施，
膏枚二个如鸡子，辛苦寒温各适宜。

84. 木防己去石膏加茯苓芒硝汤

四两苓加不用膏，芒硝三合展奇韬，
气行复聚知为实，以软磨坚自不劳。

85. 泽泻汤

清阳之位饮邪乘，眩冒频频苦不胜，
泽五为君术二两，补脾制水有奇能。

86. 厚朴大黄汤

胸为阳位似天空，支饮填胸满不通，
尺朴为君调气分，四枚枳实六黄攻。

87. 小半夏汤

呕家见渴饮当除，不渴应知支饮居，
半夏一升姜八两，源头探得病根锄。

88. 己椒苈黄丸

肠中有水口带干，腹里为肠按部观，
椒己苈黄皆一两，蜜丸饮服日三餐。

89. 小半夏加苓茯汤

呕吐悸眩痞又成，四苓升夏八姜烹，

膈间有水金针度，淡渗而辛得病情。

90. 五苓散

五苓散治太阳腑，白术泽泻猪茯苓，
桂枝化气兼解表，小便通利水饮逐。

91. 桂苓五味甘草汤

青龙却碍肾元亏，上逆下流又冒时，
味用半升苓桂四，甘三扶土镇冲宜。

92. 桂苓五味甘草去桂加姜辛汤

冲气低时咳满频，前方去桂益姜辛，
姜辛三两依原法，原法通微便出新。

93. 苓甘五味姜辛半夏汤

咳满平时渴又加，旋而不渴饮余邪，
冒而必呕半升夏，增入前方效可夸。

94. 苓甘五味姜辛半夏杏仁汤

咳轻呕止肿新增，面肿须知肺气凝，
前剂杏加半升煮，可知一味亦规绳。

95. 苓甘五味姜辛夏杏大黄汤

面热如醉火邪欤，前剂仍增三两黄，
驱饮辛温药一派，别能攻热制阳光。

96. 文蛤散

水渍原逾汗法门，肉中粟起更增烦，
意中思水还无渴，文蛤磨调药不繁。

97. 栝楼瞿麦丸

小便不利渴斯成，水气留中液不生，
三两薯苓瞿一两，一枚附子二楼行。

98. 蒲灰散

小便不利用蒲灰，平淡无奇理备该，
半分蒲灰三分滑，能除湿热莫疑猜。

99. 滑石白鱼散

滑石余灰与白鱼，专司血分莫踌躇，
药皆平等擂调饮，水自长流不用疏。

100. 茯苓戎盐汤

一枚弹大取戎盐，茯用半斤火自潜，
更有白术二两佐，源流不滞自濡沾。

101. 猪苓汤

猪苓汤内有茯苓，泽泻阿胶滑石并，
小便不利兼烦渴，滋阴利水症自平。

102. 越婢汤

一身悉肿属风多，水为风翻涌巨波，
二草三姜十二枣，石膏八两六麻和。

103. 防己茯苓汤

四肢聂聂动无休，皮水情形以此求，
己桂芪三草二两，茯苓六两砥中流。

104. 甘草麻黄汤

里水原来自内生，一身面目肿黄呈，
甘须二两麻黄四，气到因知水自行。

105. 黄芪附子汤

甘草麻黄二两佳，一枚附子固根荄，
少阴得病二三日，里证全无汗岂乖。

106. 黄芪芍药桂枝苦酒汤

黄汗脉沉出汗黄，水伤心火郁成殃，

黄芪五两推方主，桂芍均三苦酒勷。

107. 越婢加术汤

里水脉沉面目黄，水风相搏湿为殃，
专需越婢平风水，四两术司去湿良。

108. 桂枝加黄芪汤

黄汗都由郁热来，历详变态费心裁，
桂枝原剂芪加二，啜粥重温令郁开。

109. 桂甘姜枣麻辛附子汤

心下如盘边若杯，辛甘麻二附全枚，
姜桂三两枣十二，气分须从气转回。

110. 枳术汤

心下如盘大又坚，邪之结散验其边，
术宜二两枳枚七，苦泄转疗水饮愆。

111. 茵陈蒿汤

茵陈蒿汤大黄栀，瘀热阳黄此方施，
便难尿赤腹胀满，清热利湿总相宜。

112. 硝石矾石散

身黄额黑足如烘，腹胀便溏晡热丛。
等分矾硝和麦汁，女劳疸病夺天工。

113. 栀子大黄汤

酒疸懊忱郁热蒸，大黄二两豉一升，
栀子十四枳枚五，上下分消要顺承。

114. 猪膏发煎

诸黄腹鼓大便坚，古有猪膏八两传，
乱发三枚鸡子大，发消药熟始停煎。

115. 茵陈五苓散

茵陈配入五苓散，湿热黄疸亦可除。

116. 大黄硝石汤

自汗尿难腹满时，表和里实贵随宜，
硝黄四两柏同数，十五枚栀任指麾。

117. 桂枝救逆汤

桂枝去芍已名汤，蜀漆还加龙牡藏，
五牡四龙三两漆，能疗火劫病惊狂。

118. 半夏麻黄丸

心悸都缘饮气维，夏麻等分蜜丸医，
一升一降存其意，神化原来不可知。

119. 柏叶汤

吐血频频不肯休，马通汁许溯源流，
干姜三两艾三把，柏叶行阴三两求。

120. 黄土汤

黄土汤中术附芩，阿胶甘草地黄并，
便后下血功独擅，吐衄崩中效亦灵。

121. 泻心汤

泻心大黄与连芩，主治黄疸血妄行。

122. 茱萸汤

吴茱萸汤参枣姜，肝胃虚寒此方良，
阳明寒呕少阴利，厥阴头痛亦堪尝。

123. 半夏泻心汤

半夏泻心配连芩，干姜枣草人参行，
辛苦甘温消虚痞，治在调阳与和阴。

124. 黄芩加半夏生姜汤

黄芩汤用芍枣草，清热和中止痢方。
更加半夏与生姜，干呕而利使之尝。
（陈修园《金匮方歌括》仅有前两句，
后两句为本书作者自加）

125. 猪苓散

呕余思水与之佳，过与须防饮气乖，
猪术茯苓等分捣，饮调寸匕自和谐。

126. 四逆汤

四逆汤中附草姜，四肢厥冷急煎尝，
腹痛吐泻脉沉细，急投此方可回阳。

127. 小柴胡汤

小柴胡汤和解功，半夏人参甘草从；
更加黄芩生姜枣，少阳为病此方宗。

128. 大半夏汤

从来胃反责冲乘，半夏二升蜜一升，
三两人参劳水煮，纳冲养液有奇能。

129. 大黄甘草汤

食方未久吐相随，两热冲来自不支，
四两大黄二两草，上从下取法神奇。

130. 茯苓泽泻汤

吐方未已渴频加，苓八生姜四两夸，
二两桂甘三两术，泽须四两后煎嘉。

131. 文蛤汤

吐而贪饮证宜详，文蛤石膏五两量，
十二枣枚杏五十，麻甘三两等生姜。

132. 半夏干姜散

吐而干呕涎沫多，胃腑虚寒气不和，
姜夏等磨浆水煮，数方相类颇分科。

133. 生姜半夏汤

呕哕都非喘又非，彻心愦愦莫从违，
一升姜汁半升夏，分煮同煎妙入微。

134. 橘皮汤

哕而干呕厥相随，气逆于胸阻四肢，
初病气虚一服验，生姜八两四陈皮。

135. 橘皮竹茹汤

橘皮竹茹治逆呃，参草姜枣效最捷。

136. 小承气汤

去硝名曰小承气，便硬痞满泻热良。

137. 桃花汤

桃花汤中赤石脂，粳米干姜共享之。

138. 白头翁汤

白头翁汤治热痢，黄连黄柏秦皮备。

139. 栀子豉汤

山栀香豉治何为，烦恼难眠胸窒宜，
十四枚栀四合豉，先栀后豉法煎奇。

140. 通脉四逆汤

倍加干姜名通脉，温阳守中血脉畅。

141. 诃梨勒散

诃梨勒散涩肠便，气利还须固后天，
十个诃梨煨研末，调和米饮不须煎。

142. 薏苡附子败酱散

薏苡附子败酱散，解毒散肿力不缓，
肠痈成脓宜急投，脓泻肿消腹自软。

143. 大黄牡丹汤

《金匮》大黄牡丹桃，冬瓜仁又加芒硝，
肠痈初起腹按痛，尚未成脓服之消。

144. 乌梅丸

乌梅丸用细辛桂，黄连黄柏及当归，
人参椒姜加附子，温肠泻热又安蛔。

145. 桂枝茯苓丸

《金匮》桂枝茯苓丸，芍药桃红共粉丹，
等分为末蜜丸服，活血化瘀癥块散。

146. 胶艾汤

胶艾汤中四物先，更加炙草一同煎，
暖宫养血血行缓，胎漏崩中自可痊。

147. 当归芍药汤

妊娠疠痛势绵绵，三两归芎润且宣，
芍药一斤泽减半，术苓四两妙盘旋。

148. 干姜人参半夏丸

干姜人参加半夏，妊娠恶阻服之康。

149. 当归贝母苦参丸

饮食如常小水难，妊娠郁热液因干，
苦参四两同归贝，饮服三丸至十丸。

150. 葵子茯苓散

头眩恶寒水气干，胎前身重小便难，
一升葵子苓三两，米饮调和病即安。

151. 当归散

万物原来自土生，土中涵湿遂生生，
一斤芎芍归滋血，八术斤芩大化成。

152. 白术散

胎由土载术之功，养血相资妙有芎，
阴气上凝椒摄下，蛎潜龙性得真诠。

153. 枳实芍药散

烦满不卧腹疼频，枳实微烧芍等平，
羊肉汤方应反看，散调大麦稳而新。

154. 下瘀血汤

下瘀血汤䗪桃黄，产后腹痛逐瘀良。

155. 竹叶汤

喘热头痛面正红，一防桔桂草参同，
葛三姜五附枚一，枣十五枚竹把充。

156. 竹皮大丸

呕而烦乱乳中虚，二分石膏与竹茹，
薇桂一分草七分，枣丸饮服效徐徐。

157. 白头翁加甘草阿胶汤

白头翁汤加草胶，产后虚痢称良剂。

158. 半夏厚朴汤

半夏厚朴与紫苏，茯苓生姜共煎服，
痰凝气聚成梅核，降逆开郁气自舒。

159. 甘草大枣汤

甘草小麦大枣汤，妇人脏躁性反常，
精神恍惚悲欲哭，和肝滋脾自然康。

160. 温经汤

温经汤用萸桂芎，归芍丹皮姜夏冬，

参草益脾胶养血，调经重在暖胞宫。

161. 土瓜根散

带下端由瘀血停，月间再见不循经，

䗪瓜桂芍均相等，调协阴阳病自愈。

162. 大黄甘遂场

小腹敦形小水难，水同瘀血两弥漫，

大黄四两遂胶二，顿服瘀行病自安。

163. 抵当汤

大黄三两抵当汤，里指任冲不指胱，

虻蛭桃仁各三十，攻下其血定其狂。

164. 矾石丸

经凝成癖闭而坚，白物时流岂偶然，

矾石用三杏一分，服时病去不迁延。

165. 红蓝花酒

六十二风义未详，腹中刺痛势彷徨，

治风先要行其血，一两蓝花酒煮尝。

166. 蛇床子散、狼牙汤

胞寒外候见阴寒，纳入蛇床佐粉安，

更有阴疮蜃烂者，狼牙三两洗何难。

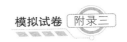

附录三　模拟试卷

模拟试卷（一）

一、是非题（在题后括号内，你认为内容正确的打"＋"，错误的打"－"。每题1分，共10分）

1. 肾着是指寒湿之邪痹着于肾，使腰部出现冷、痛、重的症状。（　）

2. 寒疝即指疝气（小肠气）属寒性者。（　）

3. "阳微阴弦"为胸痹痰浊证主脉；"寸口脉沉而迟，关上小紧数"为胸痹痰热证主脉。（　）

4. 《金匮要略方论》的作者是林亿。（　）

5. 痉病邪入阳明选用葛根汤。（　）

6. 白虎加桂枝汤治疗牝疟。（　）

7. 《金匮要略方论》是《伤寒杂病论》中的杂病部分。（　）

8. 竹皮大丸方中的君药不是竹皮，而是重用枣肉安中益气。（　）

9. 枳实芍药散、下瘀血汤都是产后腹痛的主方。（　）

10. 薏苡附子败酱散适用于肠痈寒毒蕴聚，成痈化脓者。（　）

二、单选题（选择一个最佳答案。每题1分，共30分）

1. 枳实薤白桂枝汤证的病机是（ ）

    A. 痰浊痹阻，胸阳不展   B. 寒邪痹阻，胸阳不展

    C. 气机阻滞，胸阳不展   D. 痰热阻滞，胸阳不展

E. 痰气交阻，胸阳不展

2. "胁下逆抢心"意指（ ）

    A. 胁下痛引缺盆，咳嗽则加剧

    B. 胁痛呕吐

    C. 心窝部位向上牵引疼痛

    D. 胁下气逆上冲心胸

    E. 发作性的自觉下腹部有气向心窝处奔冲，痛苦异常

3. 茯苓杏仁甘草汤主治（ ）

    A. 咳嗽上气   B. 支饮

    C. 肺痈   D. 胸痹

    E. 哕

4. "胁下偏痛，发热，其脉紧弦，此寒也"，其治则为（ ）

    A. 当以温药补之   B. 当以温药下之

    C. 当以温药和之   D. 可发汗针灸也

    E. 宜饮食消息止之

5. 大乌头煎主治（ ）

    A. 历节病   B. 胸痹

    C. 寒疝   D. 湿病

    E. 产后腹痛

6. 当归生姜羊肉汤证的病机是（ ）

A. 气血虚弱   B. 阴血不足

C. 血虚外感   D. 阳虚血滞

E. 血虚而寒

7. "饮水流行,归于四肢,当汗出而不汗出,_____。"

( )

A. 其形如肿   B. 身体疼重

C. 外证自喘   D. 四肢头面肿

E. 咳唾引痛

8. "夫短气有微饮,当_____。"( )

A. 温之   B. 和之

C. 从小便去之   D. 发其汗

E. 安中益气

9. 厚朴三物汤以_____为君药。( )

A. 厚朴、大黄   B. 厚朴、枳实

C. 厚朴   D. 枳实

E. 大黄

10. "风水恶风,一身悉肿,脉浮不渴,续自汗出,无大热,_____主之。"( )

A. 防己黄芪汤   B. 越婢汤

C. 大青龙汤   D. 麻黄杏仁甘草石膏汤

E. 越婢加术汤

11. 《金匮要略》病因学观点是 ( )

A. 其生于阳者,得之风雨寒暑;其生于阴者,得之饮食居处,阴阳喜怒

B. 六淫致病为外,七情致病为内

C. 分为外感致病因素、内伤致病因素、其他致病因素

D. 脏腑经络为内外,客气邪风为主因

E. 邪在经脉为外，邪人脏腑为内

12. 湿病邪在 （　　）

    A. 筋脉　　　　　　　　　　B. 经络

    C. 肌肉　　　　　　　　　　D. 关节

    E. 肌肉关节

13. 风湿，脉浮身重，汗出恶风，治宜选用 （　　）

    A. 防己黄芪汤　　　　　　　B. 麻黄杏仁薏苡甘草汤

    C. 桂枝附子汤　　　　　　　D. 白术附子汤

    E. 甘草附子汤

14. 温疟的病机是 （　　）

    A. 里热炽盛　　　　　　　　B. 内外热炽

    C. 内热外寒　　　　　　　　D. 热盛阴亏

    E. 阴虚内热

15. 中风，邪在于经，则 （　　）

    A. 肌肤不仁　　　　　　　　B. 即重不胜

    C. 不识人　　　　　　　　　D. 舌即难言

    E. 口吐涎

16. 乌头汤证的主要症状是 （　　）

    A. 病历节不可屈伸疼痛

    B. 风湿相搏，骨节疼烦掣痛，不得屈伸

    C. 寒疝绕脐痛

    D. 心痛彻背，背痛彻心

    E. 诸肢节疼痛，身体魁羸，脚肿如脱

17. 己椒苈黄丸主治 （　　）

    A. 肠间有水气　　　　　　　B. 心下有支饮

    C. 膈间有水　　　　　　　　D. 病溢饮者

    E. 水气在皮肤中

18. 肺痈的主症是 （ ）

    A. 高热咳嗽   B. 咳吐黄痰

    C. 口燥异常   D. 多唾涎沫

    E. 咳嗽、胸痛、吐脓痰腥臭

19. 桔梗汤的功效是 （ ）

    A. 止咳祛痰   B. 降气平喘

    C. 排脓解毒   D. 清热解毒

    E. 宣肺止咳

20. 麦门冬汤的功效是 （ ）

    A. 补益肺胃   B. 养肝宁心

    C. 止逆下气   D. 润肺生津

    E. 润肺止咳

21. "寒热不食，食即头眩，心胸不安，久久发黄为谷疸，_____ 主之。"（ ）

    A. 茵陈蒿汤   B. 茵陈五苓散

    C. 栀子大黄汤   D. 大黄硝石汤

    E. 大黄甘草汤

22. "胃反"的治疗代表方是 （ ）

    A. 半夏干姜散   B. 生姜半夏汤

    C. 大半夏汤   D. 小半夏汤

    E. 吴茱萸汤

23. "热利下_____ 者，白头翁汤主之。"（ ）

    A. 胀   B. 坠

    C. 痛   D. 重

    E. 泄

24. 《金匮要略》论新产妇人的主要病证是 （ ）

    A. 郁冒，腹痛，大便难

B. 痉病，乳汁不下，大便难

C. 郁冒，痉病，大便难

D. 恶露不尽，大便难，乳汁不下

E. 大便难，痉病，腹痛

25. 《金匮要略》治疗妇人脏躁的治法是（　　）

　　A. 舒肝解郁，安神宁心

　　B. 补益心脾，安神宁心

　　C. 补益心脾，养肝清热

　　D. 养肝清热，补脾益肾

　　E. 补脾益肾，安神宁心

26. 橘皮汤证中出现"手足厥"的病机是（　　）

　　A. 气虚阳微　　　　　B. 阴盛阳微

　　C. 亡阳虚脱　　　　　D. 胃阳被遏

　　E. 饮阻阳气

27. "妇人怀妊，腹中疠痛，＿＿＿ 主之"。（　　）

　　A. 当归散　　　　　　B. 当归芍药散

　　C. 白术散　　　　　　D. 胶艾汤

　　E. 小建中汤

28. 温经汤证的病机是（　　）

　　A. 冲任虚寒，兼有瘀血　B. 冲任虚寒，阴血失守

　　C. 冲任脉虚，气血不足　D. 冲任血虚，经血不固

　　E. 冲任不固，阴血不足

29. "转胞"的主要症状是（　　）

　　A. 腹痛便秘　　　　　B. 脐下急痛

　　C. 小便不通　　　　　D. 腹胀呕吐

　　E. 腹痛下血

30. 女劳疸的临床表现是（　　）

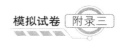

A. 身尽黄　　　　　　　B. 两目黄

C. 额上黑　　　　　　　D. 目暗黑

E. 膀胱急

三、多选题（选择 2 个或 2 个以上正确答案，在题后的括号内填入选中的答案代号。每题 1 分，共 10 分）

1. 大建中汤证的主症有 （　　）

　　A. 腹痛，上下痛不可触近

　　B. 呕不能饮食

　　C. 肠中雷鸣

　　D. 上冲皮起，出见有头足

　　E. 心胸中大寒痛

2. 溢饮的代表方是 （　　）

　　A. 麻黄加术汤　　　　B. 越婢汤

　　C. 大青龙汤　　　　　D. 越婢加术汤

　　E. 小青龙汤

3.《金匮要略》中用肾气丸治疗 （　　）

　　A. 虚劳　　　　　　　B. 消渴

　　C. 痰饮　　　　　　　D. 妇人转胞

　　E. 脚气

4.《金匮要略》论述杂病的治疗原则有 （　　）

　　A. 治未病原则　　　　B. 新旧同病治则

　　C. 表里同病治则　　　D. 虚证实证治则

　　E. 寒证热证治则

5. 下列方剂中哪些是用于治疗历节病的 （　　）

　　A. 桂枝芍药知母汤　　B. 白虎加人参汤

C. 大乌头煎　　　　　　D. 乌头汤

E. 桂枝加桂汤

6. 大黄䗪虫丸证的症状有（　　　）

A. 羸瘦　　　　　　　　B. 肌肤甲错

C. 四肢酸痛　　　　　　D. 手足烦热

E. 两目黯黑

7. 小青龙加石膏汤证的脉症有（　　）

A. 咳而上气　　　　　　B. 烦躁而喘

C. 脉浮　　　　　　　　D. 脉沉

E. 目如脱状

8. 吴茱萸汤证的临床表现有（　　　）

A. 呕吐　　　　　　　　B. 胸满

C. 头痛　　　　　　　　D. 吐涎沫

E. 胸胁痛

9. 大黄甘遂汤证的主症是（　　　）

A. 少腹满如敦状　　　　B. 少腹里急，口干

C. 妊娠下血腹痛　　　　D. 小便微难而不渴

E. 经水闭不利

10.《金匮要略》论"阴吹"的原因是（　　）

A. 胃肠燥结　　　　　　B. 经水不利

C. 腑气不通　　　　　　D. 湿热下注

E. 冲任不固

四、填空题（每空 0.5 分，共 5 分）

1. "奔豚，_____，腹痛，往来寒热，奔豚汤主之。"

2. "诸有水者，腰以下肿，当_____；腰以上肿，当_____乃愈。"

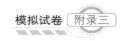

3. "夫治未病者，见肝之病，_____，当先__
_____，_____即勿补之。"

4. 妇人转胞的病机是_____，代表方为_____
_____。

5. 橘皮竹茹汤的功效是_____，主治证的病机
是_____。

五、名词解释（每题2分，共10分）

1. 心悬痛

2. 支饮

3. 元真

4. 胞阻

5. 黑疸

六、简答题（共21分）

1. 痰饮病的治疗大法是什么？为什么？（6分）

2. 试比较麻黄加术汤证与麻黄杏仁薏苡甘草汤证的异
同。（要求从病机、主症、治法、方药诸方面比较。10分）

3. 黄土汤证的症状、病机、治法是什么？（5分）

七、病案分析（5分）

冯某，男，50岁。素无哮喘史，近半月来咳逆倚息，吐
诞沫。就诊时前症未除，且胸闷，喉中有水鸡声，舌苔白腻
且厚，脉浮而紧。试述其病机、治法、选方。

八、默写原文（每题3分，共9分）

1. 狐蜜之为病……甘草泻心汤主之。

2. 血痹……黄芪桂枝五物汤主之。

3. 风水……当发其汗。

模拟试卷（二）

一、**是非题（在题后括号内，你认为内容正确的打"＋"，错误的打"－"。每题 1 分，共 10 分）**

1. "正水其脉亦浮，外证胕肿，按之没指，不恶风。"（　　）

2. 原文"胸痹而痛，所以然者，责其极虚也"，指出了胸痹以"虚"为最主要矛盾。（　　）

3. "雷鸣切痛"的意思是疼痛非常，呻吟如雷。（　　）

4. 表里同病的一般治则是先治表证，后治里证。（　　）

5. 狐蟚病蚀于喉为狐。（　　）

6. 血痹病以肢体局部麻木为主症。（　　）

7. 黄疸病的治疗原则是利湿退黄。（　　）

8. "目睛晕黄"是指目黄、目眩症状。（　　）

9. 瘀血的主要症状是唇痿舌青，口燥，但欲漱水不欲咽。（　　）

10. 橘皮竹茹汤证的病机是"胃中虚热，气逆上冲"。（　　）

二、**单选题（选择一个最佳答案。每题 1 分，共 30 分）**

1. 《金匮要略》常用白蜜制约_____的毒性。（　　）

    A. 蜀椒　　　　　　　B. 乌头

    C. 附子　　　　　　　D. 人参

E. 石膏

2. 《金匮要略》用人参汤主治 （　　）

　　A. 下利　　　　　　　　B. 寒疝

　　C. 痰饮　　　　　　　　D. 黄疸

　　E. 胸痹

3. 乌头赤石脂丸证的主症是 （　　）

　　A. 病历节不可屈伸疼痛

　　B. 心痛彻背，背痛彻心

　　C. 寒气厥逆

　　D. 骨节疼烦掣痛，不得屈伸，近之则痛剧

　　E. 胸痹缓急者

4. 下列何项不是大柴胡汤证的主要脉症 （　　）

　　A. 郁郁微烦

　　B. 心下按之满痛

　　C. 往来寒热，胸胁苦满

　　D. 舌苔黄，脉弦有力

　　E. 腹满时减，复如故

5. 肝着宜用 （　　）

　　A. 枳实芍药散　　　　　B. 当归散

　　C. 旋覆花汤　　　　　　D. 桂枝茯苓丸

　　E. 当归芍药散

6. 水停皮下，阳气被郁，是属何证 （　　）

　　A. 防己黄芪汤证　　　B. 防己茯苓汤证

　　C. 杏子汤证　　　　　D. 防己地黄汤证

　　E. 蒲灰散证

7. 治疗"腹满，口舌干燥，此肠间有水气"的代表方是

（　）

  A. 小半夏汤   B. 小半夏加茯苓汤

  C. 苓桂术甘汤   D. 己椒苈黄丸

  E. 甘遂半夏汤

8. "病者脉伏，其人欲自利，____，虽利，心下续坚满，此为留饮欲去故也。"（　）

  A. 心下时痛   B. 腹满绕脐痛

  C. 咳唾引痛   D. 胁下偏痛

  E. 利反快

9. 奔豚汤所主治的奔豚病，其病机为（　）

  A. 心阳不足，下焦寒气上冲

  B. 肝气郁结，化热上冲

  C. 心阳不足，下焦水饮内动

  D. 肝肾阴虚，虚热上冲

  E. 瘀血内停，化热上冲

10. "咳逆倚息，短气不得卧，_____，谓之支饮。"（　）

  A. 口中反有浊唾涎沫   B. 咽喉不利

  C. 其形如肿   D. 目如脱状

  E. 喘息咳唾

11. 补用酸，助用焦苦，益用甘味之药调之，是_____的治法。（　）

  A. 肝实证   B. 肝虚证

  C. 脾实证   D. 脾虚证

  E. 肝脾不和证

12. 湿病邪在（　）

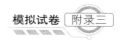

A. 筋脉　　　　　　　B. 经络

C. 肌肉　　　　　　　D. 关节

E. 肌肉关节

13. 百合病，不经吐、下、发汗，病形如初者，选用（　　）

A. 百合地黄汤　　　　B. 百合鸡子汤

C. 滑石代赭汤　　　　D. 百合知母汤

E. 栝楼牡蛎散

14. 治疗温疟，宜选用（　　）

A. 白虎加人参汤　　　B. 竹叶石膏汤

C. 白虎加桂枝汤　　　D. 白虎汤

E. 桂枝芍药知母汤

15. 中风，邪入于腑，（　　）

A. 肌肤不仁　　　　　B. 即重不胜

C. 不识人　　　　　　D. 舌即难言，口吐涎

E. 肢体麻木

16. 虚劳虚烦不得眠，宜选用（　　）

A. 栀子豉汤　　　　　B. 半夏泻心汤

C. 酸枣仁汤　　　　　D. 甘麦大枣汤

E. 甘草泻心汤

17. 治未病的含义是（　　）

A. "上工救其萌芽"　　B. 未病先防

C. 有病早治　　　　　D. "不治已病治未病"

E. 既病防传

18. 越婢加半夏汤治疗咳嗽上气的病机是（　　）

A. 寒饮郁肺　　　　　B. 饮热郁肺

C. 外寒内饮　　　　　　D. 寒饮夹热

E. 痰浊壅肺

19. 湿病的治则是（　　）

A. 微发其汗　　　　　　B. 化湿

C. 利小便　　　　　　　D. 通阳

E. 攻逐水湿

20. 治疟母，宜选用（　　）

A. 鳖甲煎丸　　　　　　B. 桂枝茯苓丸

C. 大黄䗪虫丸　　　　　D. 下瘀血汤

E. 抵当汤

21. 芎归胶艾汤证的主症是（　　）

A. 少腹满如敦状　　　　B. 少腹里急，腹满

C. 妊娠下血，腹痛　　　D. 经水闭不利，脏坚癖不止

E. 脐下急痛，小便不通

22. 温经汤证的病机是（　　）

A. 冲任虚寒，阴血失守　B. 冲任虚寒，兼有瘀血

C. 冲任脉虚，气血不足　D. 冲任血虚，经血不固

E. 冲任不固，阴血不足

23. 《金匮要略》共论述疾病＿＿＿＿多种（　　）

A. 40　　　　　　　　　B. 60

C. 80　　　　　　　　　D. 120

E. 200

24. 橘皮汤证出现"手足厥"的病机是（　　）

A. 亡阳虚脱　　　　　　B. 胃阳被遏

C. 阴盛阳微　　　　　　D. 阳虚气弱

E. 饮阻阳气

25. 黄疸之谷疸、酒疸病机是湿热内蕴于 （　　）

   A. 肝　　　　　　　　　B. 脾

   C. 肠　　　　　　　　　D. 胃

   E. 胆

26. 白头翁汤证的主治病证是 （　　）

   A. 热利下重　　　　　　B. 寒利腹坠

   C. 里急后重　　　　　　D. 腹胀腹痛

   E. 利下赤白

27. 女劳疸的临床主症是 （　　）

   A. 目暗黑　　　　　　　B. 额上黑

   C. 身尽黄　　　　　　　D. 两目黄

   E. 足下热

28. 桂枝茯苓丸主治的病证是 （　　）

   A. 素有癥病　　　　　　B. 妊娠下血

   C. 热入血室　　　　　　D. 下血不止

   E. 水蓄胞宫

29. 转胞的主要症状是 （　　）

   A. 腹痛便秘　　　　　　B. 脐下急痛

   C. 小便不通　　　　　　D. 腹胀呕吐

   E. 腹痛下血

30. 妇人脏躁的临床症状主要是 （　　）

   A. 喜悲伤，喜哭泣　　　B. 数欠伸，喜叹息

   C. 有寒热，喜热饮　　　D. 喜哭泣，小便数

   E. 喜悲伤，口干苦

三、多选题（选择 2 个或 2 个以上正确答案，在题后的括号内填入选中的答案代号。每题 1 分，共 10 分）

1. 木防己汤证的主要症状有 （　　）

   A. 脉浮身重，汗出恶风　　　B. 骨节疼烦

   C. 心下痞坚　　　　　　　　D. 面色黧黑

   E. 气喘胸满

2. 泽泻汤的药物组成有 （　　）

   A. 泽泻　　　　　　　　　　B. 白术

   C. 茯苓　　　　　　　　　　D. 半夏

   E. 桂枝

3. 治饮停胸膈的支饮可用 （　　）

   A. 大青龙汤　　　　　　　　B. 小青龙汤

   C. 葶苈大枣泻肺汤　　　　　D. 泽泻汤

   E. 茯苓杏仁甘草汤

4. 《金匮要略》共载方____首 （　　）

   A. 198　　　　　　　　　　　B. 205

   C. 162　　　　　　　　　　　D. 267

   E. 153

5. 小建中汤证的病机是 （　　）

   A. 阳虚寒盛　　　　　　　　B. 脾肾阳虚

   C. 气血两虚　　　　　　　　D. 阴虚有热

   E. 肾阳亏损

6. 治饮热咳嗽的方剂有 （　　）

   A. 越婢加半夏汤　　　　　　B. 酸枣仁汤

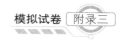

C. 厚朴麻黄汤　　　　　　　　　D. 小青龙加石膏汤

E. 泽漆汤

7. 《金匮要略》论新产妇人的主要病证有　（　　）

A. 郁冒　　　　　　　　　　　　B. 腹痛

C. 痉病　　　　　　　　　　　　D. 乳汁不下

E. 大便困难

8. 当归生姜羊肉汤主治病证有　（　　）

A. 产妇腹痛　　　　　　　　　　B. 寒疝腹痛

C. 宿食腹痛　　　　　　　　　　D. 便秘腹痛

E. 阴寒腹痛

9. 竹皮大丸的功效是　（　　）

A. 清热和中　　　　　　　　　　B. 清热降逆

C. 安中益气　　　　　　　　　　D. 和胃止呕

E. 理气和中

10. 半夏泻心汤证的主要症状包栝　（　　）

A. 呕吐　　　　　　　　　　　　B. 泄泻

C. 心下痞　　　　　　　　　　　D. 肠鸣

E. 嗳气

四、填空题（每空 0.5 分，共 5 分）

1. 《金匮要略》病因学特点是：以_____分内外，以_____为主要致病因素。

2. "病者_____，发热，_____剧者，名风湿。此病伤于_____，或久伤_____所致也。可与麻黄杏仁薏苡甘草汤。"

3. "胃反"的主症是____，其代表方为_____。

4."妇人咽中如有炙脔"的病机是_____，其代表方为_____。

五、名词解释（每题2分，共10分）

1. 石水

2. 吐纳

3. 胞阻

4. 彻心中愦愦然无奈

5. 虾

六、简答题（共21分）

1. 水气病的治疗原则是什么？为什么？（5分）

2. 试比较桂枝芍药知母汤证和乌头汤证的异同。（从病机、主症、治法、方药组成等方面进行比较。8分）

3. 茵陈蒿汤证与茵陈五苓散证在病机、症状、治疗上有何异同？（8分）

七、病案分析（5分）

张某，男，34岁。旧有气管炎病史，常咳吐清稀痰涎。近因贪凉，旧恙又作。刻下恶寒重发热轻，咳嗽且喘，咳痰清稀，口干喜热饮量少，舌苔薄白且滑，脉浮紧。试述其病机、治法、选方。

八、默写原文（每题3分，共9分）

1. 肾著之病……甘姜苓术汤主之。

2. 心胸中……大建中汤主之。

3. 师曰：其人……谓之悬饮。